Des mêmes auteurs, aux éditions Leduc.s

Bien digérer (enfin !) sans médicaments, 2016.
Ma bible de la médecine chinoise, 2016.
Ma bible du corps humain, 2015.
Soulager l'arthrose sans médicaments, 2015.

Maquette : Sébastienne Ocampo
Illustrations : Fotolia

Troisième impression (novembre 2017)
29 boulevard Raspail
75007 Paris – France
ISBN : 979-10-285-0181-5

MARIE BORREL ET PHILIPPE MASLO

DORMIR (ENFIN !) SANS MÉDICAMENTS

Téléchargez votre carnet de sommeil (voir p. 192)

LEDUC.S ÉDITIONS

SOMMAIRE

INTRODUCTION

« Le sommeil, on le sait, est le plus secret de nos actes. Nous lui réservons le tiers de notre vie et nous ne le comprenons pas. » Pour l'écrivain argentin Jose Luis Borges*, ce temps passé hors de notre conscience habituelle revêt plusieurs visages. « Pour certains, poursuit-il, ce n'est qu'une éclipse de notre veille ; pour d'autres, un état plus complexe qui englobe à la fois le passé, le présent et l'avenir ; pour d'autres encore, ce n'est qu'une suite ininterrompue de rêves. » En fait, le sommeil, c'est tout cela à la fois. Une part secrète de nous-mêmes que nous avons du mal à définir et à cerner mais qui occupe environ le tiers de notre vie quotidienne. Imaginez : en quatre-vingts ans (une durée de vie moyenne aujourd'hui), nous passons environ vingt-cinq à vingt-sept ans entre les bras de Morphée !

Le mystère du sommeil tient à ce que nous ne maîtrisons en rien ce qui s'y passe. Nous savons bien que des images émergent du bourbier de notre inconscient, mais nous n'en avons qu'un souvenir partiel (voire pas du tout). Et quand parfois nous ouvrons l'œil avec un scénario onirique présent à l'esprit, nous avons bien du mal à lui donner un sens. C'est entendu : nos rêves nous échappent. Mais le sommeil ne se résume pas à cette dimension. Autant de temps sacrifié ne peut pas être inutile. De fait, nous dormons pour reposer notre corps et notre mental, mais aussi pour régénérer notre organisme, booster nos défenses immunitaires,

* Dans *Le Rapport Brodie*, Ed. Gallimard/Folio, 1984.

organiser notre mémoire… Et bien d'autres choses encore. Le sommeil nous est plus qu'utile : il est indispensable.

DES MYTHES ET DES MOTS

Dans la mythologie grecque, *Morphée* est présenté comme le fils du sommeil et de la nuit, incarnés respectivement par *Hypnos* et *Nyx*. Il est figuré sous les traits d'un jeune homme tenant dans une main un miroir et dans l'autre un pavot. Dans son dos sont accrochées des ailes aussi fines que celles d'un papillon, capables de battre à une vitesse vertigineuse pour lui permettre de se déplacer très rapidement. Il s'approche ainsi discrètement des vivants, leur met sous le nez sa fleur soporifique pour les endormir, puis leur envoie des images afin de peupler leur inconscience nocturne.

Morphée n'est donc pas le Dieu du sommeil, mais celui des rêves. Son nom est pourtant resté associé au fait de dormir, comme en témoigne l'expression « entre les bras de Morphée », ou le terme « morphine » qui désigne une substance au fort pouvoir soporifique et analgésique.

J'AI SOMMEIL, JE M'ENDORS…

Nous aimerions que l'équation soit aussi simple : lorsque le besoin s'en fait sentir, nous avons sommeil, nous bâillons, nos paupières picotent… Nous nous couchons et nous glissons progressivement dans l'inconscience selon un programme bien huilé qui alterne cycles et phases (voir plus loin p. 11). Une partie de la population, bienheureuse sans vraiment s'en rendre compte, vit cela chaque nuit sans qu'aucun problème ne surgisse. Hélas, ce n'est pas le cas de tout le monde. Nombreux sont ceux qui ont du mal à s'endormir malgré la lassitude, se réveillent en pleine nuit sans pouvoir retrouver le fil de leur sommeil, ouvrent l'œil très tôt le matin sans avoir vraiment récupéré… Les journées qui s'ensuivent sont perturbées, la fatigue s'installe, la nervosité s'enracine pour nous permettre de « tenir » en puisant au fond de nous des ressources de plus en plus ténues. Ce qui ne fait que perturber encore davantage les nuits suivantes. C'est un vrai cercle vicieux qui n'a qu'une seule issue : recommencer à dormir !

Les problèmes de sommeil ont plusieurs visages. Les altérations sont parfois ponctuelles, parfois permanentes. Elles se manifestent à différents moments de la nuit. Elles sont plus ou moins durables. Elles trouvent leur origine dans l'anxiété ou la déprime, l'excès de tension nerveuse ou les soucis, voire la joie trop intense. Quand ce ne sont pas les troubles physiques qui rejaillissent sur la qualité de nos nuits : respiratoires (nez bouché, asthme…), cardiaques (tachycardie), digestifs (vomissements, diarrhées), apnée du sommeil… Cependant, dans tous les cas, elles finissent par affecter la vie quotidienne. Et si aucune solution n'est trouvée, des problèmes de santé plus durables peuvent surgir (voir plus loin, p. 24).

Les médicaments somnifères, s'ils ont une utilité ponctuelle, notamment face à une situation d'urgence qui génère un stress important (deuil, perte d'emploi, rupture amoureuse brutale…), ne constituent pas une stratégie à long terme. On trouve aujourd'hui différents types de somnifères, qui ont des modes d'action différents. Les benzodiazépines, par exemple, sont avant tout des anxiolytiques qui favorisent l'endormissement en abaissant le niveau d'anxiété. Leur effet est donc « secondaire ». Ils induisent un sommeil profond, mais peu réparateur. Les somnifères n'appartenant pas à la classe des benzodiazépines agissent directement sur certains récepteurs cérébraux pour produire un repos artificiel plus proche du sommeil naturel. Nous pourrions aussi citer les antihistaminiques, ces molécules destinées à diminuer la réponse immunitaire en cas d'allergie qui donnent envie de dormir sans que ce soit leur utilité première.

Outre qu'aucune molécule ne peut produire un sommeil de bonne qualité, respectant toutes ses composantes naturelles, tous ces produits ont des effets secondaires importants : nausées, maux de tête, somnolence diurne, perte de mémoire… En plus, la plupart d'entre eux entraînent une dépendance (on ne peut plus s'en passer pour dormir) et une accoutumance (la dose nécessaire est sans cesse plus élevée pour obtenir le même résultat). Heureusement, il existe des outils non médicamenteux capables d'aider les insomniaques (légers ou profonds) à retrouver des nuits sereines. Vous allez les découvrir au fil des pages de ce livre.

AU PANTHÉON DES INSOMNIAQUES

Certains grands auteurs, qu'ils soient romanciers, poètes ou philosophes, ont vécu le cauchemar des nuits sans sommeil. Friedrich Nietzsche était insomniaque, tout comme Honoré de Balzac ou Stephan Zweig. Pour n'en citer que quelques-uns.

Le premier écrivait : « Le sommeil, il faut y penser tout le jour durant. » Un premier conseil tout à fait justifié, puisque nos nuits portent l'empreinte de nos journées.

Si l'on en croit le second, « il n'est pas de douleur que le sommeil ne sache vaincre ». Une autre vérité, puisque lorsque nous dormons, notre organisme et notre psychisme se régénèrent.

Quant au dernier, il affirmait : « Seul celui qui a vécu la maladie connaît tout le bonheur de l'homme en bonne santé, seul l'insomniaque connaît la douceur du sommeil retrouvé. » Une manière d'exprimer la difficulté que nous avons tous à mettre des mots sur notre sommeil, ses qualités, ses vertus, ses carences.

D'autres grands insomniaques célèbres, comme Napoléon ou Winston Churchill, n'ont pas laissé de phrases majeures à la postérité. Mais ils ont su profiter des heures d'éveil supplémentaires que leur accordait leur trouble nocturne pour mener à bien une carrière hors du commun. Mais au prix de quelle fatigue ? Nous ne le saurons jamais...

LES SECRETS DU SOMMEIL NATUREL

De notre point de vue conscient, dormir c'est perdre pied pour plonger dans un grand trou noir informe. En réalité, tout est très organisé à l'intérieur de cette parenthèse d'inconscience. C'est un scénario complexe et très minuté qui se déroule chaque nuit dans les profondeurs de notre cerveau.

Nos nuits sont composées de cycles successifs, identiques, qui se répètent inlassablement. Chacun dure entre une et deux heures. Ce temps se fixe progressivement après notre venue au monde. Une fois stabilisé, il est fixé pour toute la durée de notre vie : 1 h 20, 1 h 30, 1 h 40... La moyenne se situe autour de 1 h 30. Entre deux cycles, nous revenons très brièvement à la conscience puis nous replongeons pour un nouveau cycle. Un retour si bref que, la plupart du temps, nous n'en gardons pas le souvenir au réveil.

À l'intérieur de chaque cycle, le programme est tout aussi précis. Plusieurs phases se succèdent qui nous permettent de passer progressivement de l'endormissement jusqu'au sommeil le plus profond. Ce périple nous conduit alors jusqu'au territoire étrange où surgissent les rêves, avant de nous raccompagner jusqu'au réveil.

Voici un petit tour d'horizon de ce qui se passe en nous, hors de notre contrôle conscient, tout au long de nos nuits.

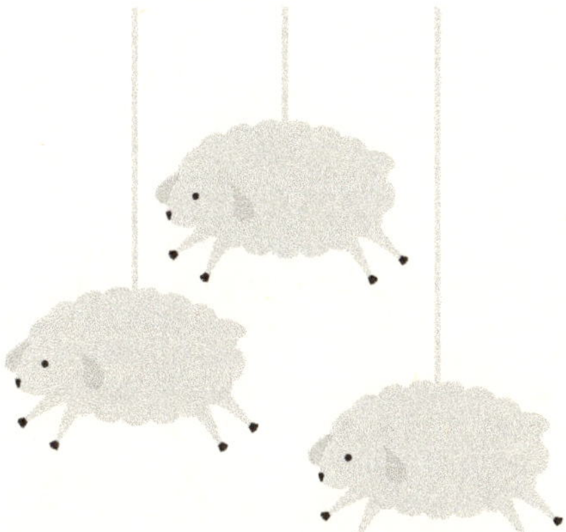

Avant le sommeil

Pour que nous puissions glisser dans le sommeil, plusieurs éléments doivent être réunis. C'est dans les méandres de notre cerveau que tout cela se joue. Les messagers chimiques – hormones, neuro-hormones et neurotransmetteurs* – qui nous maintiennent en éveil et nous permettent de penser efficacement tout au long de la journée baissent progressivement. Ils sont remplacés par la sérotonine, messager biochimique de la détente, laquelle contribue ensuite à la production de la véritable hormone du sommeil : la mélatonine. Celle-ci commence à être sécrétée en fin de journée, vers 21-22 heures. Sa production est modulée par la lumière : lorsque le jour baisse, elle augmente. Dès que son taux est suffisant, nous sommes prêts à dormir.

À cela s'ajoute toute une série de modifications internes : notre température baisse, notre rythme cardiaque ralentit, notre tension artérielle baisse, notre respiration se calme. C'est l'orchestration de ces différents éléments qui nous permet d'entrer dans le sommeil.

* Un neurotransmetteur est une substance produite par certains neurones, dont le rayon d'action est très restreint puisqu'il n'agit que dans la sphère cérébrale. C'est le cas par exemple de la sérotonine. Une neuro-hormone est, elle aussi, produite par certains neurones, mais elle se répand par voie sanguine dans tout l'organisme. C'est le cas par exemple de la dopamine ou de l'ocytocine. Certaines substances peuvent être qualifiées de neuro-hormone ou de neurotransmetteur selon les moments, en fonction de leur mode d'action. S'ajoutent à cela certaines hormones, produites ailleurs que dans le cerveau, qui circulent par voie sanguine jusqu'à notre boîte crânienne où elles agissent sur certains groupes de neurones. C'est le cas par exemple du cortisol.

Pendant le sommeil

Nous voilà partis pour le premier cycle. Il se compose (comme tous les autres) de cinq stades, caractérisés par un ralentissement progressif de l'activité électrique du cerveau.

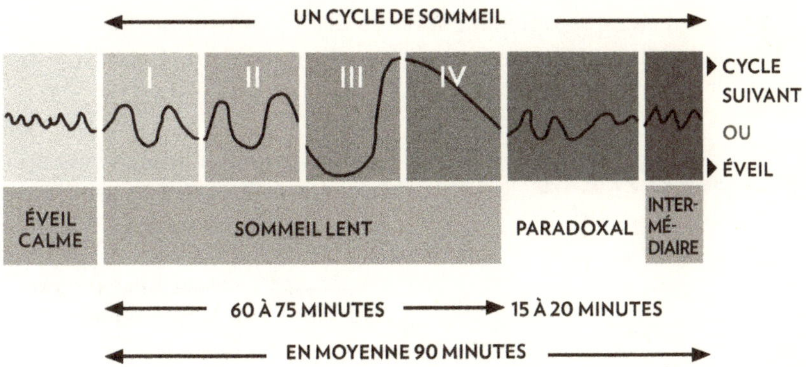

- **Le stade 1** est celui de l'endormissement : les ondes cérébrales passent de Bêta (état de veille) à Alpha (état de détente profonde). Nous naviguons entre deux eaux et le moindre bruit suffit à nous réveiller. C'est une phase assez courte (une dizaine de minutes).
- **Pendant le stade 2,** les ondes cérébrales ralentissent encore et passent en rythme Thêta. Le sommeil est toujours léger, mais les muscles se sont progressivement détendus. C'est pendant cette phase que nous pouvons ressentir des brusques détentes dans les jambes, assez fortes parfois pour nous réveiller. Cette phase dure environ un quart d'heure.
- **Au cours du stade 3,** nos fonctions biologiques ralentissent encore, tout comme notre activité cérébrale qui passe en rythme Delta. C'est le sommeil profond. Il est caractérisé par un profond repos, tant au niveau physique que mental et nerveux. C'est une phase de récupération.
- **Le stade 4** n'est pas très différent, si ce n'est que le sommeil est très lourd et que le dormeur est difficile à réveiller. C'est pendant cette phase que les somnambules peuvent se lever et s'agiter sans reprendre

conscience. Ensemble, les stades 3 et 4 représentent une durée d'une heure environ.

- **Le stade 5** est le plus étonnant. Il porte bien son nom : « sommeil paradoxal ». Notre corps est toujours profondément détendu, mais l'activité électrique du cerveau est revenue à un rythme proche de l'état de veille. Les globes oculaires roulent sous les paupières closes. La respiration et les battements cardiaques s'accélèrent, alors que les muscles restent complètement détendus. C'est pendant cette phase que nous rêvons. Elle ne dure qu'une dizaine de minutes.

Le sommeil

Chaque nuit, si nous dormons bien, nous passons par 4 ou 5 cycles d'environ 90 minutes.

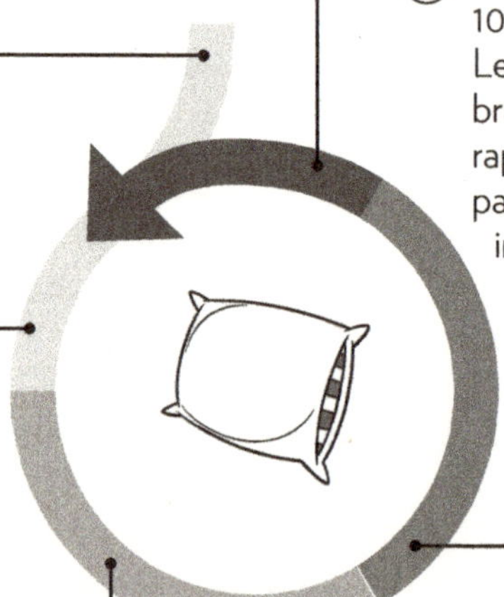

ENDORMISSEMENT ①
5 à 10 minutes.
Bâillements et engourdissement général

SOMMEIL LENT LÉGER ②
10 à 15 minutes.
Les yeux se ferment, le cœur et la respiration ralentissent. Le cerveau entend mais ne comprend plus. Réveil facile.

SOMMEIL LENT PROFOND ③
30 minutes.
Réveil plus difficile. Le cerveau n'entend plus. Muscles relâchés, température basse, respiration très lente et régulière.

SOMMEIL TRÈS PROFOND ④
30 minutes.
Phase la plus intense et la plus récupératrice du sommeil.
Réveil très difficile. Le corps récupère de la fatigue physique de la journée.

⑤ **SOMMEIL PARADOXAL**
10 à 15 minutes.
Le cerveau s'active brusquement. Mouvement rapide des yeux sous les paupières. Pouls et respiration irréguliers. La mémoire et l'imagination déclenchent les rêves. À la fin du cycle, soit on se réveille, soit on repart pour un cycle de sommeil lent léger.

Arrivés au terme de ce programme, nous reprenons très brièvement conscience avant de replonger pour répéter le même scénario. Et cela, entre 4 et 6 fois par nuit. Au terme du dernier cycle, nous nous réveillons.

La complexité de ce déroulement nocturne laisse entrevoir les nombreux grains de sable susceptibles de « gripper » la machine. Les microréveils entre les cycles peuvent s'allonger lorsque l'anxiété et la tension nerveuse nous empêchent de nous rendormir. Le nombre de cycles peut être trop réduit, ce qui produit des nuits trop courtes et pas assez reposantes. La durée des différents stades peut être altérée. Le sommeil léger se prolonge et le sommeil profond est trop court. Une fois encore, l'excès de tension et de fatigue nerveuses intervient. Ce sont autant de déséquilibres qui, hormis dans certains cas sérieux demandant une prise en charge médicale, peuvent se résoudre grâce à des petits gestes quotidiens.

Après le sommeil

De la même manière que notre corps se prépare pour le sommeil, il s'organise pour le réveil matinal. En fin de nuit, la production de mélatonine baisse et celle du cortisol augmente. La température corporelle s'élève progressivement. D'autres hormones sont produites pour nous préparer à affronter la journée, notamment la ghréline qui stimule l'appétit en vue du petit-déjeuner. Ces processus internes font qu'après le dernier cycle, nous nous réveillons complètement au lieu de replonger pour un nouveau tour de manège.

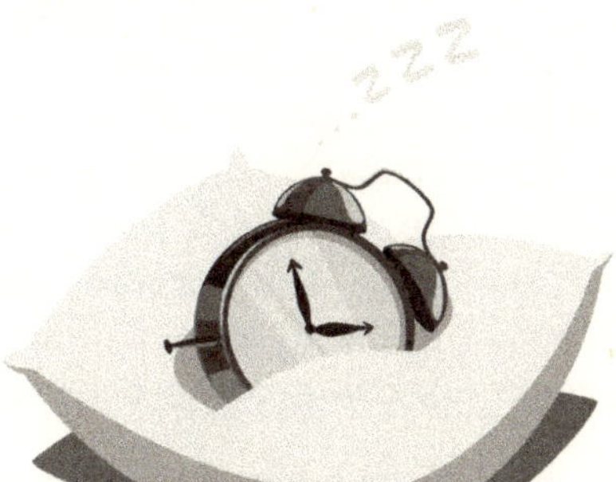

LE DÉFRICHEUR DU SOMMEIL

Nos nuits gardent encore des mystères, sur lesquels les chercheurs vont peu à peu lever le voile. Le premier à s'être vraiment intéressé au sujet est français. Dès la fin des années 1950, le Pr Michel Jouvet s'est penché avec tout le sérieux de sa formation scientifique (il est à la fois neurophysiologiste, neurobiologiste et neuropsychiatre) sur les mécanismes du sommeil. C'est lui qui a découvert ses différents stades et qui a décrypté le sommeil paradoxal. Il a publié de nombreux ouvrages sur le sujet. Aujourd'hui âgé de 90 ans, il continue à œuvrer pour que le grand public sache ce qui se passe dans les coulisses de notre corps et de notre cerveau lorsque nous dormons*.

LE SOMMEIL : UN REPOS TOTAL ?

Poser cette question suffit à appeler une première réponse : le sommeil sert à nous reposer le corps et l'esprit. Certes. Mais, comme toujours avec l'extraordinaire machine qu'est notre organisme, la réalité est plus complexe. Car le simple fait de fermer les yeux et de plonger dans l'inconscience a bien d'autres effets sur nous.

Lorsque nous dormons, notre organisme, libéré d'un nombre important de tâches, peut se livrer tranquillement à d'autres travaux essentiels qui passent au second plan pendant la journée. La peau, par exemple : le jour, elle est occupée essentiellement par sa fonction protectrice. Ses cellules de surface se resserrent afin de former un bouclier infranchissable pour toutes les substances potentiellement perturbatrices. Mais la nuit, dans la parenthèse de notre chambre à coucher, elle change de rôle. Elle relâche sa vigilance vis-à-vis de l'extérieur. Elle laisse pénétrer les produits que l'on y étale (laits corporels, soins de nuit, huiles végétales et essentielles...). Elle augmente sa production de collagène, cette précieuse molécule naturelle qui assure son élasticité. Et surtout,

* Il a notamment publié *Le sommeil et le rêve* (Ed. Odile Jacob, 1992), *Où, quand, comment : pourquoi rêvons-nous, pourquoi dormons-nous ?* (Ed. Odile Jacob, 2000) et *De la science et des rêves, mémoires d'un onirologue* (Ed. Odile Jacob, 2013).

elle accélère son renouvellement cellulaire qui atteint son sommet vers 1 heure du matin. Voilà qui explique que l'on ait meilleure mine après une bonne nuit de sommeil.

Bien d'autres fonctions sont concernées. Certes, certaines se font plus discrètes : circulation sanguine, respiration… Mais d'autres s'intensifient. Le système immunitaire, qui nous défend contre les agresseurs microbiens, est stimulé et la production des globules blancs augmente. La régénération des cellules s'accélère globalement dans tous les tissus du corps. Le ballet des hormones se poursuit, avec des variantes : moins de dopamine, d'adrénaline, d'insuline… ; davantage de mélatonine, d'hormone de croissance (chez les adultes), de ghréline, de leptine… Nous maigrissons légèrement chaque nuit, à condition de manger léger le soir. Notre organisme a besoin d'énergie pour mener à bien toutes ces tâches, et il la puise alors dans les réserves graisseuses. Là encore, ce ne sont que des variations légères. Mais ce n'est pas un hasard si le matin, au réveil, nous sommes un peu (très peu) moins lourds lorsque nous montons sur la balance.

Il n'est donc pas étonnant que les problèmes de sommeil entraînent, à moyen terme, des troubles qui dépassent la simple fatigue physique et nerveuse (voir plus loin, p. 24). Raison de plus pour chouchouter votre sommeil comme s'il s'agissait de votre meilleur ami. Il le mérite !

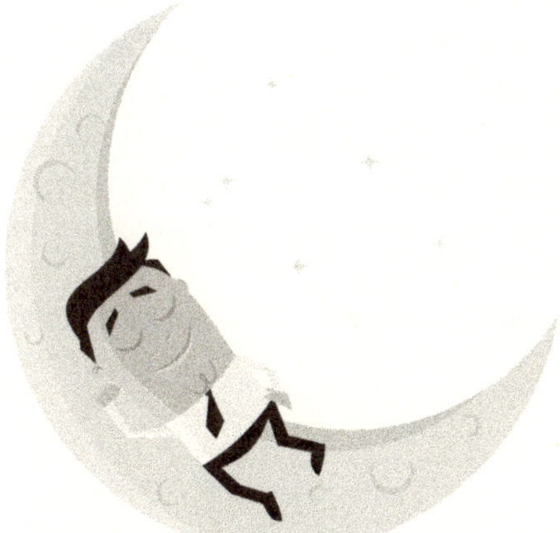

PLUS GRANDS AU RÉVEIL

Chaque matin, au saut du lit, nous mesurons quelques millimètres de plus qu'au moment où nous nous sommes couchés. Pourquoi ? Simplement parce que la nuit, les disques intervertébraux, qui permettent à notre colonne vertébrale d'être si souple, s'hydratent mieux que dans la journée. Ils se gonflent très légèrement. Mais cela ne dure pas. Pendant la journée, ils se dégonflent et se tassent à nouveau. Impossible de compter sur le sommeil pour grandir lorsqu'on a terminé sa croissance !

CHAQUE DORMEUR EST UNIQUE

La cause est entendue : il vaut mieux jouir d'un bon sommeil si l'on veut préserver son équilibre, sa santé et même sa beauté. Mais l'idée de « bien dormir » est une notion très floue, qui varie selon les individus. Certains se réveillent frais et dispos après seulement 4 ou 5 heures de sommeil, alors que d'autres peinent à ouvrir un œil alors qu'ils ont dormi 7 heures, voire davantage. Il n'y a pas de norme en matière de sommeil. La durée idéale de 8 heures tient du mythe. Ce n'est, au mieux, qu'une moyenne. Le seul point de repère qui vaille est le plus simple : on a bien dormi lorsqu'on se réveille en forme. Et les conditions qui sous-tendent ce résultat sont très variables selon les individus.

Nous avons tous un « profil-sommeil » particulier. C'est lui que vous allez apprendre à découvrir, afin d'organiser vos nuits autour de ce pôle très personnel. La durée de sommeil n'est pas seule en cause. Certains sont couche-tôt et d'autres couche-tard ; certains sont lève-tôt et d'autres lève-tard. Ces différences n'ont rien à voir avec une quelconque paresse, pas plus qu'avec une difficulté à entrer dans le rythme de vie adulte par manque de maturité. La principale mise en cause : notre horloge biologique.

Notre vie biologique quotidienne est scandée par des cycles réguliers sur lesquels nous avons peu de prise. Nos hormones sont produites à des moments bien particuliers, notre température et notre tension artérielle fluctuent au fil des heures… Ces rythmes sont liés à une petite horloge nichée au cœur de notre cerveau, le noyau suprachiasmatique. C'est elle qui impulse le planning quotidien de notre corps, sommeil compris. La mélatonine, par exemple, dont vous savez à présent qu'elle est indispensable à l'endormissement, est produite par le cerveau selon un emploi du temps qui dépend à la fois de données externes (la lumière) et internes (génétiques). C'est ce qui explique que certaines personnes aient sommeil de bonne heure, même en été lorsqu'il fait jour jusqu'à 22 heures, alors que d'autres ne parviennent pas à s'endormir avant minuit, même en hiver lorsque la nuit tombe vers 17 heures. Ce sont ces mêmes rythmes biologiques qui sont responsables de la durée moyenne de notre sommeil.

L'ensemble de ces données personnelles constitue notre « chronotype ». Chacun de nous possède ainsi une manière de dormir, un planning-sommeil précis, des conditions optimales personnelles, des sensibilités particulière aux éléments extérieurs… Cela ne signifie pas que nous soyons impuissants vis-à-vis de cette programmation génétique du sommeil. Heureusement ! Nous pouvons « recaler » nos horloges biologiques grâce à des gestes précis qui n'ont rien à voir avec le simple effort de volonté. S'obliger à se coucher tôt lorsqu'on est couche-tard n'est pas d'une grande utilité, pas plus que l'inverse. Il faut plutôt utiliser certains éléments extérieurs (lumière, rythme alimentaire, activité physique…) qui permettent d'avancer ou de reculer notre horloge interne, en fonction des besoins (voir chapitre 2, p. 53).

S'ajoute à cela le fait que nos besoins de sommeil évoluent avec l'âge, tout comme sa qualité. Tous les nouveau-nés ont à peu près le même rythme, calé sur 90 minutes. Ils dorment en moyenne 1 heure, puis se réveillent, mangent et se rendorment. Au cours des semaines qui suivent, leur sommeil connaît une évolution rapide. Les plages d'éveil et de sommeil s'allongent progressivement, en même temps que le nombre de repas diminue. À 1 an, le bébé dort encore 12 à 14 heures par jour, réparties en trois périodes : une sieste dans la matinée, une autre dans l'après-midi, et un long sommeil nocturne. À 3 ans, la sieste matinale a disparu, à 6 ans, c'est le tour de celle de l'après-midi. À partir de là, les enfants sont capables de passer une journée entière à l'école sans dormir.

Tous les parents d'adolescents savent qu'à partir de 15 ans, leur progéniture a tendance à se réfugier dans le sommeil comme une marmotte. Difficile de les tirer du lit le matin pour aller au collège ou au lycée. Ce n'est pas tant la durée de leurs nuits qui est en cause, qu'un décalage progressif dans leur rythme. Plus jeunes, ils avaient tendance à se lever tôt, même pendant les week-ends (souvent au grand désespoir des parents privés de grasse matinée !). Là, ils ont du mal à s'endormir le soir et à ouvrir l'œil le matin. Ils ont pourtant besoin de dormir suffisamment pour que leur organisme en pleine transformation (cerveau compris) puisse mener à bien ses innombrables tâches. Lorsque le décalage est trop important, il faut les aider à recaler leur rythme en fonction des nécessités de leur vie scolaire et sociale (voir chapitre 2, p. 71).

À l'âge adulte, enfin, le sommeil est réglé. Le chronotype individuel s'est mis en place et il faut s'y adapter. Les caractéristiques personnelles de rythme et de durée restent stables jusqu'aux abords de la soixantaine. À partir de là, le sommeil peut se dérégler : endormissement plus long, phases de sommeil profond plus courtes… Les seniors disent généralement dormir moins bien. Pourtant, les études montrent que la durée totale du sommeil évolue peu chez les personnes âgées en bonne santé. Les plaintes relèvent plutôt d'une altération des phases les plus récupératrices. Heureusement, des solutions existent (voir les chapitres suivants).

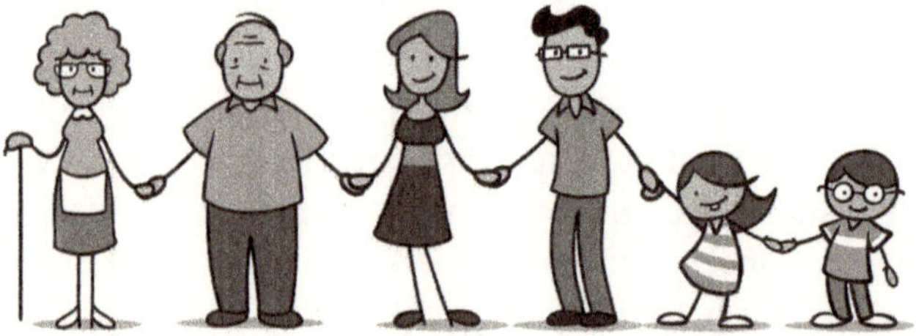

AU FIL DU TEMPS

Une équipe de chercheurs américains a analysé 312 études menées entre 2004 et 2014, portant sur l'évolution de nos besoins en matière de sommeil. Voici ce qui en ressort :

- Entre 0 et 3 mois : 14 à 17 heures
- Entre 4 et 11 mois : 12 à 15 heures
- Entre 1 et 2 ans : 11 à 14 heures
- Entre 3 et 5 ans : 10 à 13 heures
- Entre 6 et 13 ans : 9 à 11 heures
- Entre 14 et 17 ans : 8 à 10 heures
- Entre 18 et 64 ans : 7 à 9 heures
- Au-delà de 65 ans : 7 à 8 heures

LES EMPÊCHEURS DE DORMIR EN ROND

Notre planning-sommeil personnel peut être perturbé par des éléments extérieurs. Et ils sont nombreux. Parlons d'abord des plus simples. Le bruit par exemple. Même si nous avons une plus ou moins grande sensibilité au niveau sonore de l'environnement, nous sommes tous susceptibles d'être réveillés par un brouhaha ambiant, un son violent, une musique puissante… Le bruit est souvent cité comme le principal perturbateur du sommeil. Et pour cause : il est facile à identifier. Lorsqu'on partage son lit avec un conjoint qui ronfle, on n'a aucun mal à repérer ce qui dérange. Et le pauvre ronfleur n'y peut pas grand-chose.

L'excès de luminosité fait aussi partie des « empêcheurs ». Comme tous les animaux diurnes, nous sommes censés nous agiter pendant le jour et dormir lorsqu'il fait nuit. À ceci près que dans les grandes villes, la nuit est devenue lumineuse. Les rues sont éclairées jusqu'au lever du jour, ce qui nous prive de toute obscurité véritable. Certes, certains sont capables de s'endormir en pleine lumière sans que cela leur pose le moindre problème. Mais pour le plus grand nombre, il faut un minimum d'obscurité pour parvenir à un sommeil de qualité.

Ce type de problème est facile à gérer (voir chapitre 1, p. 45). Mais d'autres se révèlent beaucoup plus délicats. Ceux-là se développent au cours de la journée, dans les coulisses de notre système nerveux et de notre cerveau. Le stress, l'anxiété chronique, la nervosité permanente, la déprime latente… créent des modifications dans l'équilibre des neurotransmetteurs cérébraux : trop de neurohormones de l'éveil (dopamine, adrénaline…), pas assez de celles qui conditionnent la détente et le sommeil (sérotonine, mélatonine). Si ces états s'installent, le sommeil s'en trouve forcément perturbé à plus ou moins long terme. Dans ce cas, la solution est à chercher du côté de la régulation de l'humeur. Il existe de nombreuses techniques (plantes, huiles essentielles, massages, relaxations…) qui permettent de juguler la nervosité, de mieux gérer le stress et d'harmoniser les états d'âme. L'amélioration du sommeil sera alors l'effet secondaire (ô combien bénéfique !) de la restauration d'un état intérieur paisible (voir chapitre 5, p. 119).

Ainsi, tous les « empêcheurs de dormir en rond », petits et grands, trouvent leurs solutions dans des gestes quotidiens mieux adaptés, permettant de mettre en place un cadre propice au sommeil, dans un rythme compatible avec votre horloge interne, et de sortir du stress et de la tension nerveuse. Tout cela, sans médicaments !

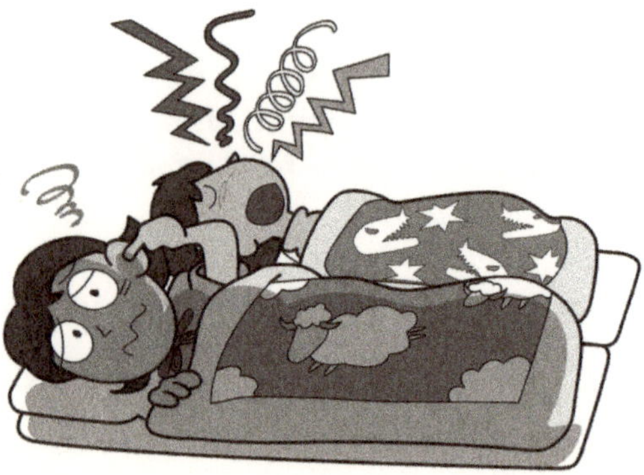

LES VRAIES MALADIES DU SOMMEIL

L'insomnie est un trouble courant, qui se mesure à l'aune de la fatigue ressentie pendant la journée. Il existe d'autres maladies du sommeil, plus sérieuses, qui demandent une prise en charge médicale.

- **Le syndrome d'apnée du sommeil (SAS).** Ce trouble se manifeste par une diminution voire un arrêt du flux respiratoire pendant que la personne dort, entraînant une baisse du taux d'oxygène dans le sang qui provoque un réveil brutal. Il touche le plus souvent les gros ronfleurs, et provoque de nombreux symptômes diurnes : somnolence, fatigue, irritabilité, dépression, maladies cardiovasculaires... Il peut être dû à des causes physiques (obésité, obstruction des voies respiratoires...) ou neurologiques (au niveau du centre de contrôle du sommeil). Les solutions proposées sont le plus souvent mécaniques : masques de ventilation, orthèses buccales... Et elles ne sont pas toujours bien tolérées.
- **La narcolepsie.** Cette maladie se caractérise par des accès irrésistibles de sommeil diurne associés à de multiples altérations du repos nocturne. La personne est capable de s'endormir en un clin d'œil, sans même s'en rendre compte, dans les situations les plus incongrues. Elle ne dort pas très longtemps, mais plonge immédiatement dans le sommeil paradoxal. Elle se réveille dans un état de confusion mentale (on parle d'ivresse du sommeil). Outre les perturbations de la vie sociale, la narcolepsie entraîne des troubles de la mémoire et de la concentration, ainsi qu'un ralentissement psychomoteur. Les causes peuvent être d'ordre génétique ou immunitaire. Les traitements actuels, médicamenteux, visent à atténuer les manifestations et non à traiter la cause.
- **Le syndrome des jambes sans repos.** Ce n'est pas un trouble du sommeil à proprement parler, mais un problème qui perturbe gravement le déroulement des nuits. Les patients ressentent des fourmillements dans les jambes et un besoin impérieux de les bouger pendant qu'ils dorment (on parle aussi d'impatiences). Les réveils nocturnes sont fréquents, et le rendormissement souvent difficile. Ce trouble est d'origine neurologique, sans que l'on sache encore avec précision quelle région du cerveau est touchée ni quels neurotransmetteurs sont impliqués. Les solutions : une meilleure hygiène de vie, ainsi que des médicaments antiparkinsoniens dans les cas extrêmes.

LES DANGERS DU MANQUE DE SOMMEIL

Chacun de nous a déjà pu remarquer qu'après une mauvaise nuit, on se réveille fatigué, les idées floues, le moral en berne, le teint brouillé. Ces effets sont directement perceptibles. Mais de nombreuses études en montrent bien d'autres. L'appétit est rapidement affecté, et ce à travers plusieurs mécanismes. D'abord, la sensibilité à l'insuline. Cette hormone, sécrétée par le pancréas, a pour fonction principale de réguler le taux de sucre dans le sang après les prises alimentaires. C'est elle qui distribue ce sucre aux tissus qui en ont besoin, puis gère le stockage de l'excédent dans les cellules graisseuses. Le manque de sommeil diminue notre sensibilité à l'insuline, ce qui oblige le pancréas à en produire sans cesse davantage pour obtenir un résultat. Cela se traduit, à long terme, par un stockage graisseux plus important et un « surmenage » du pancréas qui fait le lit du diabète. Une équipe de chercheurs du centre Cedars-Sinaï, à Los Angeles (Californie) affirme même que quelques nuits consécutives de mauvais sommeil sont aussi préjudiciables à notre équilibre insulinique que plusieurs semaines d'une alimentation déséquilibrée.

Autre impact du manque de sommeil : les hormones qui contrôlent l'appétit et la satiété. La première, la ghréline, signale au cerveau que nous avons besoin de manger. La seconde, la leptine, lui envoie le message contraire : le repas a assez duré, il est temps d'arrêter. Les mauvaises nuits et le manque de récupération nocturne brouillent ces messages. Première conséquence : l'appétit est augmenté et dirigé de manière préférentielle vers des aliments riches en sucres (sucreries, chocolat, biscuits, mais aussi pain, pâtes, pommes de terre…). Lesquels provoquent, à la longue, une surcharge de l'organisme en sucre, ce qui intensifie encore les problèmes liés à l'insuline. En mars 2015, une étude menée par l'Institut national du sommeil et de la vigilance* a montré que les risques de surpoids étaient plus élevés chez les personnes qui ne dorment pas assez, à hauteur de 50 % chez les hommes et 33 % chez les femmes.

* Cette enquête, intitulée « Sommeil et nutrition », a été menée via Internet entre janvier et juin 2014. Elle porté sur près de 50 000 internautes, aux deux-tiers féminins.

Notre système immunitaire, qui nous défend contre les agresseurs microbiens, pâtit lui aussi du manque de repos nocturne. Une autre étude américaine, menée à la Carnegie Mellon University de Pittsburg (Pennsylvanie), montre que le risque d'attraper une maladie banale, comme un rhume, est trois fois plus élevé chez les personnes qui dorment régulièrement moins de 7 heures par nuit. Cela s'explique. Rappelez-vous : pendant que nous dormons, notre système immunitaire produit de nombreuses substances indispensables à nos défenses, notamment les cytokines. Moins de sommeil, c'est donc moins de protection. En plus, les cytokines ont, de manière secondaire, un effet positif sur le sommeil. Un autre cercle vicieux dont on ne peut sortir qu'en dormant mieux.

Côté émotions, ce n'est pas mieux. Une étude américaine* a montré que le manque de sommeil altère le fonctionnement des zones cérébrales chargées de la gestion des émotions. L'un des auteurs de l'étude, Matthew Walker, explique que dans des conditions de repos nocturne insuffisant, le sujet revient à un fonctionnement émotionnel plus « primitif », ce qui ne lui permet plus de mettre les charges émotionnelles en perspective afin de les organiser et d'y apporter une réponse adaptée. S'ajoutent à cela, à plus long terme, des altérations de l'attention et surtout de la mémoire, dont on sait aujourd'hui qu'elle est en partie liée au sommeil qui participe à l'organisation et à l'ancrage des souvenirs.

Voilà pour les effets rapides. Rassurez-vous : votre organisme est tout à fait capable de rectifier ces « erreurs de trajectoire » tant qu'elles ne se répètent pas trop souvent. Mais lorsque l'insomnie s'installe, outre les problèmes précédents qui risquent de s'ancrer à long terme (notamment l'obésité et le diabète), d'autres perturbations se font jour. Une étude américaine** (encore une fois !) montre que le risque d'accident vasculaire cérébral est plus élevé chez les personnes d'âge mûr (au-delà de 60 ans) ayant des problèmes de sommeil récurrents. Ceux qui dorment régulièrement moins de 6 heures par nuit, voient ce risque augmenter

---

* Elle a été menée par des chercheurs de l'Université de Californie (Berkeley) et du centre médical de Harvard, en 2007. Ils ont utilisé l'imagerie par résonance magnétique pour observer les modifications cérébrale des sujets.

** Étude menée par l'Université de Birmingham, Alabama, et présentée à la conférence SLEEP en 2012.

de manière significative par rapport à la moyenne. D'autres maladies cardiovasculaires sont concernées : hypertension, athérosclérose…

Une étude danoise[*] a même montré que les nuits trop courtes affectent la fertilité masculine, ceux qui dorment peu ont une concentration de spermatozoïdes inférieure aux bons dormeurs, la différence pouvant atteindre les 30 %.

Brrrr ! Ça fait froid dans le dos. Heureusement, notre sommeil, qui a tout d'un petit animal extrêmement capricieux, est tout de même sensible aux caresses et aux câlins. Alors préparez-vous à le cocooner un peu pour mieux l'apprivoiser.

MOINS DE SOMMEIL, DAVANTAGE D'ACCIDENTS !

Si l'on en croit les données régulièrement publiées par le National Sleep Foundation[**], le manque de sommeil augmente le risque d'accidents. Celui-ci serait multiplié par trois chez les personnes qui dorment régulièrement 6 heures ou moins. C'est la coordination œil/main qui pâtit de cette carence de repos nocturne, et ce dès la première nuit écourtée. Voilà qui explique que les accidents de la route soient plus nombreux chez ceux qui n'ont pas assez dormi !

* Cette étude a été publiée dans l'*American Journal of Epidemiology*.

** Cet organisme américain, basé à Washington, publie de nombreuses études sur le sommeil sur son site www.drowsydriving.org.

CONCOCTEZ VOTRE « PROGRAMME SOMMEIL » SUR MESURE

Vous êtes un dormeur unique. De la même manière, votre programme sommeil devra être adapté à vous, et à vous seul. C'est pourquoi, après avoir passé en revue les conseils de base qui permettent d'organiser votre chambre à coucher de manière à ce que rien n'y perturbe votre sommeil, vous allez dessiner votre profil sommeil en tenant un carnet. Soyez patient : il vous faudra une dizaine de jours pour que des tendances nettes se dégagent. Vous pourrez ensuite adapter votre rythme de vie à vos besoins réels.

En attendant, vous irez puiser dans les chapitres suivants des gestes pratiques qui vous aideront à dormir : des aliments, des plantes, des exercices de relaxation, des respirations antistress… Rassurez-vous : une hygiène de vie propice aux nuits sereines n'est pas très contraignante et certains gestes (bain aux huiles essentielles, tisane du soir, visualisation d'endormissement…) sont même très agréables.

Si vous prenez régulièrement des somnifères, n'arrêtez pas brusquement. Mettez plutôt au point, avec le médecin qui vous prescrit ces médicaments, un programme de sevrage progressif. Vous pourrez ainsi passer, en douceur, à une vie quotidienne mieux adaptée à votre besoin de repos nocturne. Chaque petite amélioration sera comme un caillou posé sur votre chemin vers des nuits plus sereines. Vos problèmes de sommeil n'y résisteront pas !

CHAPITRE 1
LA CHAMBRE À COUCHER IDÉALE

Notre chambre à coucher, c'est le cocon dans lequel se développe notre sommeil. Il est comme une chrysalide qui se transforme lentement avant d'émerger sous la forme d'un magnifique papillon. Pour que ce processus quotidien se déroule dans de bonnes conditions, il faut que le cocon soit confortable, agréable, et surtout adapté à vos besoins. Votre chambre à coucher doit être décorée de manière sobre, avec des couleurs apaisantes. Il ne faut pas qu'elle soit surchauffée. Elle doit être régulièrement aérée. Le lit et l'oreiller seront choisis avec soin, les appareils électriques réduits au strict minimum…

Voici quelques pistes pour vous concocter une chambre à coucher parfaite, où rien ne viendra perturber votre sommeil.

DÉCOREZ VOTRE CHAMBRE

Que vous aimiez le design ou les atmosphères désuètes, les meubles de style Louis Machin ou les esquisses épurées des créateurs contemporains, que vous soyez Ikea ou Roche Bobois, vous avez tout intérêt à privilégier les lignes sobres et les couleurs douces. Entendons-nous bien : le fait de redécorer votre chambre ou de la repeindre en bleu ne suffira pas à soulager vos insomnies. Mais dans le cadre d'une nouvelle hygiène de vie pro-sommeil, aucun détail n'est à négliger.

L'ameublement

Ne remplissez pas votre chambre de meubles. Une atmosphère sobre convient mieux au sommeil. Il n'est pas question de transformer la pièce où vous dormez en cellule monacale austère, mais d'éliminer les petits meubles inutiles. La tradition énergétique chinoise affirme que l'on dort mieux dans une pièce où l'énergie circule de manière harmonieuse. Or, tous les petits recoins, outre qu'ils constituent des nids à poussière (gare aux allergies, peu propices au sommeil !), perturbent cette circulation. Mieux vaut un grand placard aménagé où vous rangerez toutes vos affaires, qu'une accumulation de petits coffres, commodes et autres chiffonniers.

Pour les mêmes raisons, évitez les objets déco pointus ou aux angles acérés, ainsi que les surfaces très lisses et brillantes (marbre poli, verre…). Préférez le bois qui dégage une sensation bienfaisante de chaleur. Évitez également les miroirs (surtout face au lit ou à la porte d'entrée). Ils accélèrent la circulation de l'énergie ambiante, ce qui risque de troubler son harmonie.

La déco couleur

Les teintes que vous choisissez pour décorer votre chambre ne sont pas indifférentes. Chaque couleur correspond à une longueur d'onde électromagnétique particulière qui peut influencer votre sommeil. Certaines teintes sont plutôt tonifiantes, d'autres plutôt apaisantes. En matière de sommeil, il vaut mieux privilégier les secondes.

Alors optez pour des couleurs froides (bleu, violet…) ou neutres (gris pâle, beige clair…), et évitez les teintes chaudes (orange, rouge…).

Essayez d'établir une harmonie de couleurs entre les murs, le sol, les rideaux, le couvre-lit…, afin que l'atmosphère soit globalement agréable à l'œil.

Le rangement

Vous n'êtes pas adepte du rangement ? Faites un effort dans votre chambre. Laissez traîner tout ce que vous voulez dans le couloir, le salon ou la salle de bains, mais essayez de ne rien accumuler dans la pièce où vous dormez. La dernière image qui s'imprime sur votre rétine, juste avant que vous fermiez les yeux, doit être sereine et apaisante. Et le bazar ambiant ne remplit pas cet office.

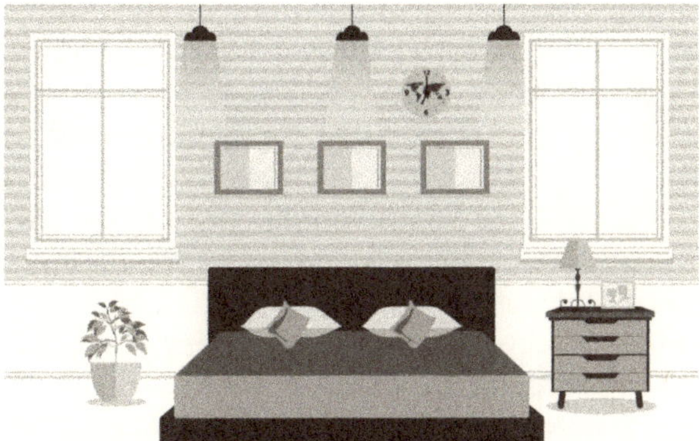

UNE CHAMBRE N'EST PAS UNE PIÈCE À TOUT FAIRE !

Votre chambre, c'est la pièce où vous dormez. Alors ne la transformez pas en bureau en travaillant au lit ou en y installant votre ordinateur. N'y mangez pas. N'y placez pas de télé. La seule chose que vous pouvez faire dans votre lit pour vous préparer au sommeil, c'est lire ou pratiquer des exercices de relaxation.

Si vous habitez dans un studio, essayez d'aménager la pièce de manière à séparer des « coins » identifiables dévolus aux différentes activités. Il suffit d'une plante verte, d'un store ou d'une bibliothèque basse pour créer une séparation symbolique entre le lieu où vous dormez et ceux où vous vous livrez à vos autres activités. Plus le message est clair (voilà le lieu où je dors), plus vous aurez de facilité à conditionner votre psychisme au sommeil.

AÉREZ VOTRE CHAMBRE

Pour survivre, nous avalons chaque jour environ 1 kg d'aliments solides, 2 kg de liquides et 8 kg d'air. Ce dernier est, de loin, notre nourriture la plus importante. De jour comme de nuit. Chacune de nos 100 000 milliards de cellules a besoin d'être nourrie en oxygène en permanence. Encore faut-il que cet air soit le plus sain possible. Raison pour laquelle vous devez aérer régulièrement votre chambre à coucher.

« Mais… et la pollution extérieure ? », demandez-vous. Certes, elle existe. Mais en dehors des zones particulièrement polluées (au bord d'une autoroute ou près d'une usine qui rejette des déchets gazeux), l'air intérieur est rapidement plus pollué que l'air extérieur. Cela est dû notamment au monoxyde d'azote, produit par les appareils à gaz et la fumée du tabac, et aux composés organiques volatils qui se dégagent des boiseries, meubles et planchers vernis, matériaux isolants. S'ajoute à cela sa teneur en ions. Les atomes d'oxygène que nous absorbons sont chargés électriquement : ions positifs et ions négatifs. Dans une pièce fermée, les ions négatifs se dégradent rapidement et le taux d'ions positifs augmente. Or, ce sont les ions négatifs qui favorisent la détente et le sommeil. Une aération régulière permet de faire pénétrer dans la chambre un surplus d'ions négatifs bénéfiques pour la qualité de vos nuits.

Aérez au moins deux fois par jour

Le matin, afin d'éliminer l'air chargé en gaz carbonique que vous avez rejeté pendant la nuit, et le soir avant de vous coucher pour bénéficier pendant la nuit d'un air plus sain. L'aération du soir permettra aussi, pendant une grande partie de l'année, de rafraîchir l'atmosphère dans laquelle vous allez vous mettre au lit.

5 minutes

Il suffit de 5 minutes, fenêtres grandes ouvertes, pour renouveler l'air d'une pièce de 15 à 20 m^2. Vous pouvez, par exemple, aérer le matin pendant votre petit-déjeuner et le soir pendant que vous vous livrez à votre petite toilette.

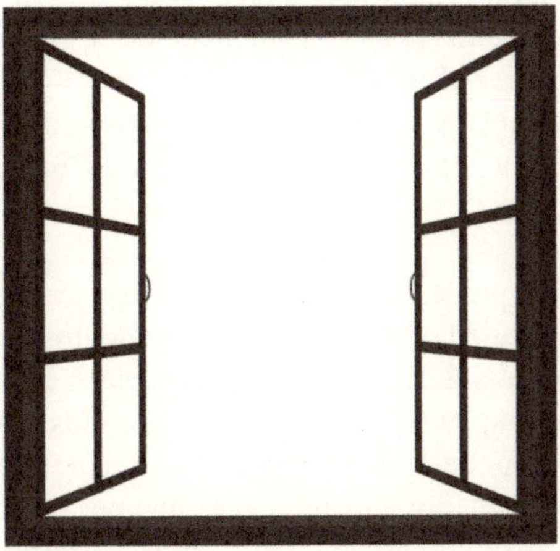

LA BONNE TEMPÉRATURE

Tous les observateurs sont d'accord sur ce point : on dort mieux dans une chambre pas trop chauffée. La température idéale : entre 17 et 18 °C. La raison est simple : avant l'endormissement, notre température corporelle chute. Pendant la nuit, elle reste inférieure à celle de la journée d'environ 1 à 1,5 °C. Si la température de la chambre est trop élevée, le corps devra fournir des efforts pour se rafraîchir, ce qui risque de perturber le sommeil. Cela ne signifie pas qu'il faille frissonner la nuit. Mais c'est sous les couvertures ou la couette que le corps doit demeurer dans une chaleur raisonnable (28 à 30 °C), la tête restant « au frais ».

CHOISISSEZ BIEN VOTRE LIT ET VOTRE OREILLER

Voici l'instrument indispensable d'un sommeil serein : un bon lit. Mais que recouvre exactement cette expression ? Le lit, tel que nous le connaissons, avec un matelas, des draps et des couvertures (ou une couette) est une invention occidentale. Au Japon, le couchage traditionnel est un fin matelas fait de couches de coton (le futon), que l'on déroulait autrefois dans la pièce principale pour que toute la famille y dorme ensemble. En Mongolie, le couchage se résumait à une simple natte. Dans certaines sociétés d'Amérique du sud, on dormait dans des hamacs afin d'échapper aux intrus rampants (insectes, serpents…) pendant la nuit.

Sous nos cieux, la place donnée au confort est beaucoup plus importante. Il faut dire que l'offre est à la mesure de nos envies. On trouve sur le marché toutes sortes de sommiers et surtout de matelas, des plus fermes aux plus souples, dans les matières les plus diverses. Au point qu'il est parfois difficile de choisir. Pourtant, un matelas adapté à votre taille et à votre poids, à vos éventuels problèmes ostéo-articulaires, à votre sensibilité aux allergies (entre autres) constitue le premier pas vers un sommeil de qualité. Il en est de même de l'oreiller que vous glissez sous votre tête. Voici donc quelques conseils pour guider votre choix.

Le matelas

Dur ou mou, c'est à votre convenance. Il est terminé le temps où les kinés conseillaient de dormir sur une surface proche de la planche dans le but de soulager la colonne vertébrale. Les consignes ne sont plus aussi sévères aujourd'hui. Le bon sens a repris sa place.

- **Choisissez votre matelas en fonction de vos goûts,** en évitant ceux qui sont « trop mous », dans lesquels votre corps s'enfonce, et ceux qui sont « trop durs », ce qui les rend inconfortable.
- **Prenez en compte votre taille et votre poids.** Plus vous pesez lourd, plus le matelas doit être dense afin de ne pas être trop déformé par la pression. Si vous êtes très grand, vous aurez peut-être besoin d'un matelas (et un sommier) « extra-large » afin d'avoir la place de bouger confortablement. Surtout si vous dormez en couple !
- **En quelle matière ?** Là encore, c'est à vous de choisir. Les matelas en laine ne sont plus guère d'actualité, et c'est tant mieux car ils demandent beaucoup d'entretien (il faut notamment les retourner très régulièrement afin qu'ils ne se déforment pas trop). Les plus courants sont les matelas latex, en mousse ou à ressorts. Dans tous les cas, il vaut mieux ne pas lésiner sur la qualité.

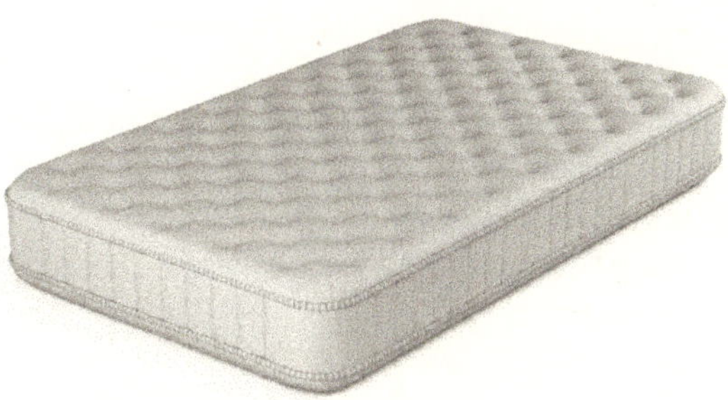

- *La mousse doit être suffisamment dense* pour ne pas se tasser sous votre poids, de préférence avec des alvéoles de taille différentes dans les zones qui supportent une grande pression et dans celles qui y échappent. Préférez les mousses naturelles (à base de latex, bambou, fibres de ricin…), qui offrent une meilleure aération et une meilleure suspension. Ces dernières sont parfois « à mémoire de forme » : elles prennent l'empreinte de votre corps sous l'effet de la chaleur qu'il dégage, puis reviennent à la normale une fois que vous vous êtes levé.
- *Si vous préférez les matelas à ressorts,* vérifiez-en le nombre. Plus il est élevé, plus le soutien sera efficace. Et la différente peut aller du simple au décuple : on peut compter entre 200 et 2 000 ressorts dans un matelas. Le type de ressort compte également. Préférez les « ressorts ensachés » car ils sont indépendants les uns des autres. C'est surtout utile lorsqu'on dort à deux, car les mouvements de l'un dérangent moins l'autre.
- *Les matelas à eau* sont apparus dans les années 1960-1970. Comme leur nom l'indique, ils sont remplis… d'eau ! la technologie a évolué au fil des ans. Aujourd'hui, la couche d'eau est souvent enserrée entre des couches de latex, ce qui diminue la sensation étrange que l'on ressent lorsqu'on s'y allonge. Ils sont généralement dotés d'un thermostat qui permet de régler la température de l'eau en fonction de la saison. Certains adorent, d'autres détestent. Alors essayez avant de vous lancer dans l'aventure, d'autant que ce type de matelas coûte cher.
- *Les matelas antiallergéniques* sont traités afin d'éviter toute substance allergisante. Mais cela ne vous évite pas les gestes d'hygiène destinés à éliminer tous les risques de réaction (voir plus loin, p. 41).

- **Côté épaisseur,** ne lésinez pas non plus. Les matelas trop fins (moins de 18/20 cm) ne permettent pas un soutien suffisant. Du coup, vous risquez de ressentir précisément les points de pression (épaule, omoplate, hanche…), ce qui est inconfortable et, à la longue, franchement douloureux.

Le sommier

Le choix est moins vaste que pour le matelas, mais quelques indications s'imposent tout de même.

- **Les sommiers à lattes de bois** sont les plus fréquents de nos jours. Ils apportent un soutien efficace, à condition que les lattes soient articulées. Ce type de sommier épouse la forme du corps et suit les mouvements du dormeur.
- **Les sommiers tapissiers** sont entièrement recouverts de tissu. Celui-ci cache soit des lattes de bois, soit des ressorts. Le confort est différent et, une fois encore, c'est à vous de choisir en fonction de vos goûts.
- **Évitez les sommiers trop bas.** Le matin, au réveil, les muscles et les articulations sont « froids ». Pour se lever d'un lit trop proche du sol, il faut faire des efforts qui risquent de solliciter notamment la colonne vertébrale à un moment où elle n'est pas encore prête. Pour trouver la hauteur idéale, asseyez-vous sur le bord du lit (sommier + matelas) en posant vos pieds bien à plat sur le sol. Vos genoux fléchis doivent dessiner un angle à peu près droit (proche de 90°).

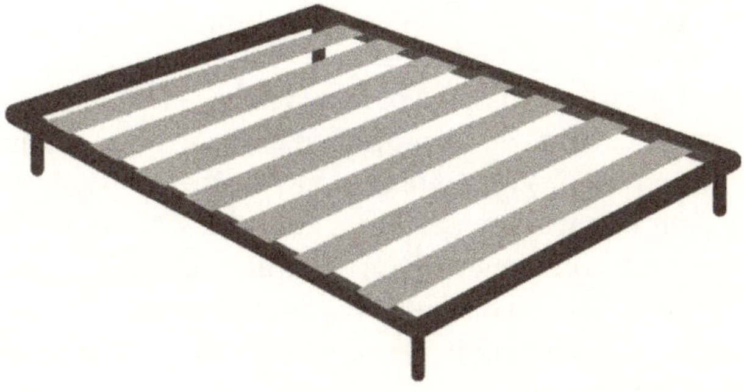

L'oreiller

Certains préfèrent un simple oreiller plat sur lequel poser leur tête, d'autres adorent se lover dans un gros tas de coussins. Une fois encore, il est conseillé de suivre ses goûts tout en évitant quelques erreurs.

- **La matière.** Synthétique versus naturelle ? Il semble que la première catégorie soit en train de gagner. Les oreillers en plume n'ont plus le vent en poupe. Il est vrai qu'ils sont plus difficiles à entretenir (on ne peut pas les laver), allergisants pour certaines personnes, et que les plumes ont tendance à se tasser avec le temps. Les oreillers en mousse sont plus souples, plus faciles à entretenir, et leur capacité de soutien est meilleure (à condition qu'ils soient de bonne qualité). Certains oreillers en mousse associent des matières synthétiques et naturelles (latex, fibre de bambou...).
  Si vous avez un terrain allergique, choisissez une matière synthétique traitée (hypoallergénique). Car la proximité entre vos voies respiratoires et l'oreiller rendent les réactions fréquentes, ce qui perturbe rapidement le sommeil.
- **La fermeté.** Évitez les oreillers trop fins et mous, qui ne soutiendront pas votre tête, et ceux qui sont trop fermes car vous risquez d'être mal positionné au cours de la nuit sans vous en rendre compte. Résultat au réveil : douleurs cervicales et dorsales garanties.
- **La forme.** Au-delà des oreillers banals, carrés ou rectangulaires, on trouve aujourd'hui des oreillers ergonomiques dont la forme permet de soutenir avec plus de précision la région cervicale (la plus fragile lorsqu'on est allongé), que l'on dorme sur le dos ou sur le côté. Ce sont les mieux adaptés, à condition d'être correctement positionnés.
- **La bonne position.** Votre tête ne doit pas être trop surélevée afin de ne pas endommager vos vertèbres cervicales. Si vous dormez sur le dos, l'oreiller doit soutenir votre nuque tout en gardant votre tête dans le prolongement de votre colonne vertébrale. Il en est de même si vous dormez sur le côté : le creux du cou doit être soutenu, mais celui-ci doit rester droit. Enfin, si vous avez l'habitude de dormir en ayant le buste surélevé, veillez à ce que les oreillers soutiennent votre tête, votre nuque et vos épaules, afin de ne pas endolorir votre nuque.

UN OREILLER DE FLEURS…

Autrefois, dans les campagnes, on remplissait les oreillers avec les sommités fleuries d'une plante bien connue : le houblon. Ces « cônes » dégagent, on le sait aujourd'hui, des principes actifs volatils contenus dans la plante, et dont l'effet légèrement hypnotique a été clairement identifié. Il suffisait de changer les fleurs fanées une fois par mois pour les remplacer par des fleurs fraîches. La tradition ne dit pas si ce type d'oreiller était vraiment confortable !

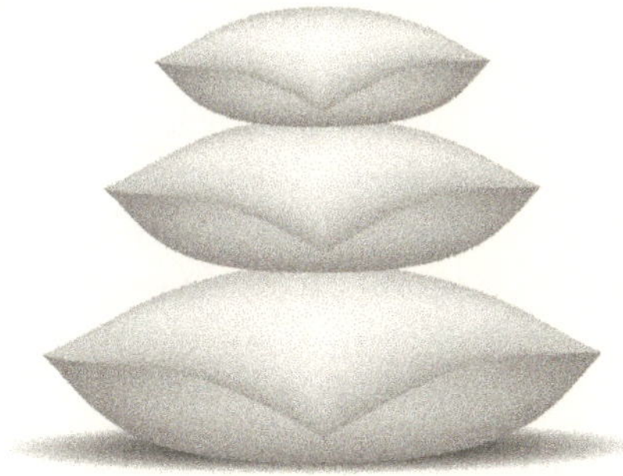

NETTOYEZ VOTRE CHAMBRE À FOND

Il est généralement conseillé de changer de literie (matelas et sommier) tous les dix ans, et de faire régulièrement un gros ménage pour éliminer la poussière dans tous les coins de la pièce, y compris sous le lit. Mais ce n'est pas tout. Poussière, poils d'animaux domestiques, acariens… s'accumulent dans et autour du lit, ce qui est surtout préjudiciable pour les personnes ayant un terrain allergique. Car ces petits ennemis sournois risquent de provoquer démangeaisons, éternuements intempestifs, conjonctivite… qui perturbent le sommeil. En plus, pendant que nous dormons, notre corps dégage de l'humidité et de la chaleur, ce qui favorise la prolifération microbienne. Nous perdons aussi de grandes quantités de cellules mortes dont notre peau se débarrasse à ce moment-là, et dont les acariens raffolent.

Sans que cela tourne pour autant à l'obsession antimicrobe, il faut veiller à maintenir un niveau d'hygiène raisonnable dans la pièce où l'on dort. Voici quelques pistes pour que votre nettoyage soit suffisant et efficace. Ni plus, ni moins…

Le linge de lit.

Changer régulièrement les draps et les housses de couette (tous les 10 à 15 jours), c'est bien. Mais ce n'est pas suffisant. Il faut aussi secouer et aérer les couvertures et les couvre-lits au moins deux fois par semaine. Cela permet d'évacuer au fur et à mesure les nombreux allergènes qui s'y déposent. Quant aux couettes, elles sont mieux protégées contre la poussière à l'intérieur de leur housse. Mais il faut tout de même les laver au moins deux fois par an, ou les donner à nettoyer s'il s'agit de couettes en plumes.

Les rideaux

Si vos fenêtres sont garnies de tentures, veillez à les dépoussiérer régulièrement avec un aspirateur. Et à chaque saison, dépendez-les et lavez-les, ou au moins secouez-les et aérez-les copieusement. Si vous préférez les stores enroulables, c'est plus simple. Il suffit de passer un coup d'aspirateur sur toute leur surface une fois par semaine. Quant aux stores à lamelles, c'est un peu plus long et fastidieux. Il faut les nettoyer régulièrement avec un chiffon humide, lamelle par lamelle.

Le matelas

N'oubliez pas de le retourner deux fois par an : la plupart des matelas ont une face hiver et une face été. Chacune est garnie d'un matériau différent, qui garde la chaleur pour la première et qui l'empêche de s'accumuler pour la seconde. Cela permet de limiter la production d'humidité corporelle. Un truc simple : une fois par mois, saupoudrez-le avec du bicarbonate dans lequel vous aurez mélangé 10 gouttes d'huile essentielle d'eucalyptus ou de menthe poivrée. Étalez bien, laissez agir 30 minutes puis passez soigneusement l'aspirateur*. Vous éliminerez ainsi à la fois la poussière, les acariens et les bactéries. Et votre matelas est entièrement déhoussable, n'oubliez pas de laver sa housse deux fois par an.

Le sommier

S'il est à lattes, pas de souci. Il suffit de les essuyer une fois par mois avec un chiffon humide. Si c'est un sommier tapissier, procédez comme pour le matelas : bicarbonate, huile essentielle et aspirateur.

Les oreillers

Changez la taie d'oreiller plus souvent que les draps : au moins une fois par semaine. Si vous avez des oreillers en plume, aérez-les une fois par mois, et dépoussiérez-les en les tapant comme on le faisait autrefois avec les tapis, avant l'ère de l'aspirateur. S'ils sont garnis de matière synthétique, passez-les à la machine à laver à la même fréquence. Bien essorés, ils sèchent rapidement. Si vous avez un doute, regardez bien l'étiquette : un sigle indique s'ils peuvent être simplement lavés, ou s'ils requièrent un passage chez le teinturier.

* Il existe même des « aspirateurs à matelas » qui battent la surface en même temps qu'ils aspirent la poussière qui s'en dégage. Très efficaces, mais encore confidentiels.

Le sol

La moquette n'est pas le revêtement de sol idéal dans votre chambre à coucher, surtout si vous avez un terrain allergique, car il est difficile de la dépoussiérer totalement. Si c'est déjà fait, soyez très vigilant lorsque vous passez l'aspirateur, surtout autour du lit où se concentrent les acariens. Si votre sol est lavable (dalles, carrelage, lattes en matériau synthétique…), passez-y au moins une fois par semaine une serpillière trempée dans un seau d'eau additionné d'huile essentielle de lavande vraie. Mélangez d'abord 20 gouttes de cette essence dans 1 cuillerée à soupe de bicarbonate, puis versez le tout dans l'eau chaude et mélangez. C'est désinfectant et ça sent bon ! Avant cela, passez soigneusement l'aspirateur, bien sûr. Pour les planchers en bois ciré ou vitrifié, procédez de la même manière mais en essorant au maximum votre serpillière pour qu'elle soit juste humide afin de ne pas tacher le sol. Enfin, dépoussiérez très soigneusement les tapis à l'aspirateur au moins deux fois par semaine, et aérez-les à chaque changement de saison.

ÉLOIGNEZ LES ANIMAUX DE COMPAGNIE

Vous adorez votre chien, votre chat, votre lapin ou votre hamster ? Ce n'est pas une raison pour les laisser dormir avec vous. Partout où ils s'installent, les animaux laissent des poils, mais aussi des pellicules très allergisantes qui s'agglomèrent avec la poussière et font le lit des acariens. Alors gardez les câlins pour la journée et éloignez les animaux de votre chambre, et surtout de votre lit !

DORMEZ DANS LA BONNE POSITION

Nous avons tous nos habitudes : certains dorment sur le dos, d'autres sur le ventre ou sur le côté. S'il est difficile de maîtriser la position que vous adoptez lorsque vous vous retournez dans votre sommeil, vous pouvez surveiller celle dans laquelle vous vous endormez. Petit à petit, votre corps « enregistrera » cette nouvelle habitude et même en plein sommeil, vous finirez par la conserver.

Évitez de vous endormir sur le ventre

C'est la position la plus déconseillée. Lorsque vous êtes sur le ventre, vous devez forcément tourner votre tête d'un côté ou de l'autre, ce qui étire trop vos cervicales et, par répercussion, votre colonne vertébrale. Et cet étirement est déséquilibré, ce qui favorise les douleurs cervicales. Si vous dormez sur le ventre, prenez l'habitude de plier une jambe en ramenant le genou vers votre épaule, ce qui vous forcera à vous tourner légèrement sur le côté. Les contraintes cervicales et dorsales seront moins fortes. Choisissez un oreiller très plat afin de ne pas « casser », en plus, votre cou.

Position fœtale : pas idéale

Lorsque vous êtes ainsi « roulé en boule », votre colonne vertébrale est exagérément courbée, ce qui favorise les douleurs dorsales au réveil. En plus, votre cage thoracique est comprimée, ce qui diminue son volume et rend votre capacité respiratoire nocturne insuffisante pour l'oxygénation de votre organisme pendant le sommeil. Pour diminuer cette pression, tendez une jambe. Cela diminuera votre courbure dorsale et élargira votre cage thoracique. Et veillez à ce que votre cou soit correctement soutenu par votre oreiller (ni trop plat, ni trop gonflé).

Sur le côté, les genoux repliés

C'est une bonne position, à condition que votre dos reste à peu près droit. Vous pouvez replier vos jambes à l'équerre (avec un angle d'environ 90°). Et optez pour un oreiller qui soutient votre cou sans trop relever votre tête.

Sur le dos : oui, à condition…

Cette position ouvre largement la cage thoracique, ce qui est bénéfique à votre oxygénation nocturne. Votre dos ne souffre pas. Tout va bien, à condition que votre nuque soit correctement soutenue par un oreiller qui s'insinue sous votre cou sans trop relever votre tête. Un oreiller ergonomique est idéal lorsqu'on dort dans cette position.

Seul ou à deux ?

L'immense majorité des couples dorment dans le même lit, ce qui implique parfois des gênes réciproques. Choisissez un lit assez large. Si l'un d'eux est beaucoup plus grand et lourd que l'autre, optez pour un sommier constitué de deux parties séparées, accolées pour former un grand lit. Et si votre partenaire ronfle, procurez-vous des bouchons d'oreille (voir plus loin, p. 47).

QUE FAIRE DE VOS BRAS ?

Une fois calé dans votre position favorite, vous ne savez pas quoi faire de vos bras ? Vous pouvez les garder le long du corps (l'idéal), ou croiser les mains sur votre abdomen si vous dormez sur le dos. Vous pouvez les glisser sous l'oreiller si vous dormez sur le côté ou sur le ventre. L'essentiel est qu'ils ne provoquent aucune gêne. Vous éviterez ainsi les fourmillements nocturnes qui risquent de vous réveiller, et les douleurs matinales dans les épaules.

PROTÉGEZ-VOUS CONTRE LE BRUIT ET LA LUMIÈRE

Si vous avez le sommeil fragile, le moindre bruit, la moindre lumière peuvent vous réveiller ou vous empêcher de vous endormir. Nombre d'insomnies ou de réveils intempestifs sont dus au fait qu'il y a trop de lumière dans la chambre à coucher. Ce serait dommage, d'autant qu'il existe des solutions simples et efficaces.

Côté lumière

Il existe deux types de dispositifs : ceux qui consistent à calfeutrer les fenêtres, et ceux qui se posent sur les yeux.

- **Pour les fenêtres.** Selon vos goûts en matière de déco, installez devant vos fenêtres des tentures ou un store à enrouleur. Dans les deux cas, veillez à ce qu'ils soient doublés de toile occultante. C'est très efficace pour faire barrière à la lumière extérieure. À moins que vos fenêtres soient équipées de persiennes ou de volets roulants. Ces derniers sont souvent très efficaces lorsqu'on les descend « à fond ». Les simples persiennes à claire-voie ne filtrent qu'une partie de la lumière. Si cela ne vous suffit pas, ajoutez des rideaux ou un store. Si vous n'aimez pas ce genre de déco, vous pouvez aussi poser, à l'intérieur des volets, un morceau de toile occultante.

- **Pour les yeux.** Gardez toujours à portée de la main (sur votre table de nuit) un masque opaque que vous poserez sur vos yeux au coucher, ou au petit matin lorsque la lumière du jour commence à vous déranger. Veillez à ne pas trop serrer l'élastique qui tient le masque afin d'éviter tout risque de maux de tête. Il existe des modèles ergonomiques, spécialement conçus pour que les points d'appui, notamment autour des yeux et à la racine du nez, soient correctement rembourrés. Lavez votre masque régulièrement (deux fois par mois), et n'oubliez pas de l'emporter dans vos bagages lorsque vous voyagez.

Côté bruit

La gamme des solutions est large, et surtout très déséquilibrée en termes de complexité et de coût. Quelques exemples.

- **Les solutions de fond.** Si vous vivez dans en environnement très bruyant à longueur d'année, vous pouvez commencer par équiper la fenêtre de votre chambre de double, voire triple vitrage (ou essayer de faire effectuer les travaux par votre propriétaire si vous être locataire). Ces dispositifs d'isolation phonique sont aujourd'hui très efficaces. Si le bruit vient de vos voisins, vous pouvez poser sur les murs qui vous séparent d'eux et sur le plafond des plaques de matériau isolant antibruit. C'est assez facile à exécuter pour un bon bricoleur. Enfin, pour le sol, il existe des solutions mais elles demandent de refaire une installation. Le plus simple est d'étaler, à même votre sol actuel, un rouleau de mousse isolante (très dense), puis de recouvrir le tout avec un autre matériau, des lattes de parquet (en bois ou en matériau synthétique) par exemple.

- **Les solutions immédiates.** Elles sont beaucoup plus simples, basiques, peu onéreuses, et assez efficaces pour ceux qui les supportent. J'ai nommé : les bouchons d'oreilles ! Il en existe de plusieurs sortes. Certains sont en mousse que l'on comprime entre les doigts et qui reprennent leur volume une fois placés dans le conduit auditif externe. D'autres sont en cire que l'on malaxe entre les doigts pour les réchauffer avant de les enfoncer dans ce même conduit. À vous de choisir ceux qui vous conviennent le mieux. Dans tous les cas, il faut changer très régulièrement les bouchons en cire (tous les deux ou trois jours maximum) et laver au même rythme ceux en mousse. En plus, soyez très attentif à l'hygiène de vos oreilles afin d'éviter tout risque d'inflammation locale.

FAITES RESPECTER VOTRE SOMMEIL

Ça n'a l'air de rien, mais c'est important. Si vous vivez en couple ou en famille, il faut que chacun apprenne à respecter le sommeil de celui qui dort. Le soir, si vous vous mettez au lit avant tout le monde, demandez qu'on baisse le son de la télé et que les conversations se fassent à bas bruit. Le matin, si vous vous levez après les autres, tâchez de les convaincre de ne pas mettre la radio ou la musique à fond jusqu'à ce que vous soyez debout. Et pour que l'info passe, commencez par le faire vous-même lorsque c'est l'autre qui dort. Pour ce type d'éducation, il n'y a rien de tel que l'exemple !

ÉVITEZ LA POLLUTION ÉLECTROMAGNÉTIQUE

Nous avons de plus en plus tendance à accumuler du matériel électrique dans les chambres à coucher : radioréveils, télévision, ordinateur, téléphones portables… Ces appareils envahissent notre quotidien, d'autant que nous avons la fâcheuse habitude de les laisser en veille au lieu de les éteindre complètement. Or, ce sont de potentiels grignoteurs de sommeil. Même lorsqu'ils sont éteints, les appareils électriques diffusent des résidus d'ondes électromagnétiques qui, selon certains, interfèrent avec nos organismes. Et lorsqu'ils sont en veille (télévision) ou carrément allumés (radioréveil), ces ondes sont plus puissantes.

Une chose est sûre : lorsque nous dormons, notre organisme ne dispose plus des mêmes défenses qu'à l'état de veille. Il est donc plus sensible à ces ondes qui, avec le temps, pourraient finir par perturber la vie cellulaire, entraînant, fatigue, maux de tête et… insomnies ! Pour mettre de votre côté toutes les chances de récupérer un sommeil serein et réparateur, commencez donc par éliminer les appareils électriques inutiles dans la chambre à coucher.

Le téléphone portable

Ne le laissez pas toute la nuit à charger sur votre table de nuit. Abandonnez-le dans une autre pièce, où il passera quelques heures tranquille loin de vous.

Le radioréveil

Encore un appareil électrique que vous gardez tout près de votre tête lorsque vous dormez. Pas terrible, d'autant qu'il reste branché en permanence. Pourquoi ne pas revenir en arrière et vous offrir un bon vieux réveil mécanique ? C'est un peu kitch et il faut le remonter chaque soir, c'est vrai. Mais le « vintage » est très à la mode, non ?

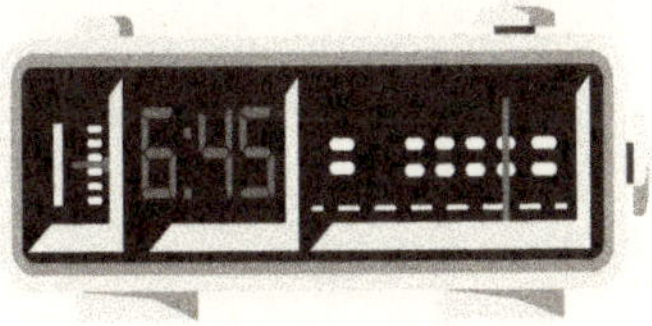

La télé

Sa place est dans le salon. Non seulement regarder la télé au lit n'aide pas à s'assurer un bon sommeil, mais ce type d'appareil, mis simplement en veille le soir avec la télécommande, est un grand grignoteur d'énergie. En plus, la télé génère des ions positifs et produit une pollution électromagnétique. Alors même si votre télé n'est pas dans votre chambre, pensez à l'éteindre le soir au lieu de la laisser en veille en permanence. Il en est de même des lecteurs Blue-Ray ou DVD. Ouste ! Au salon et vraiment éteints lorsqu'on ne s'en sert pas !

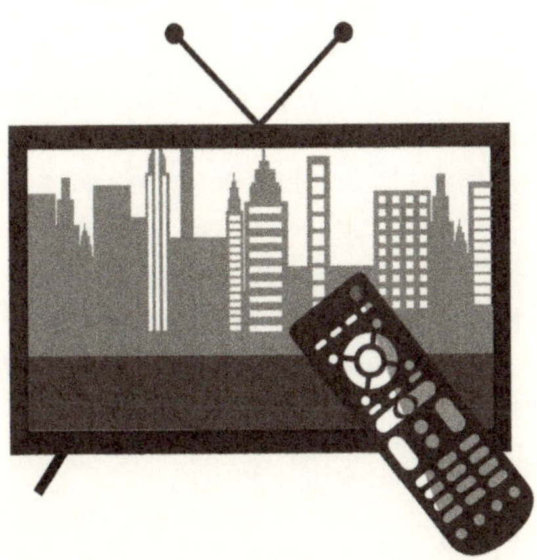

L'ordinateur et les tablettes

Laissez le travail au salon ou dans le bureau avant de vous coucher. Et avec lui, les appareils que vous utilisez. Quant à l'usage ludique de ces instruments, elle est très déconseillée le soir à cause de la lumière bleutée qui se dégage des écrans et qui retarde l'endormissement (voir chapitre 2, p. 67).

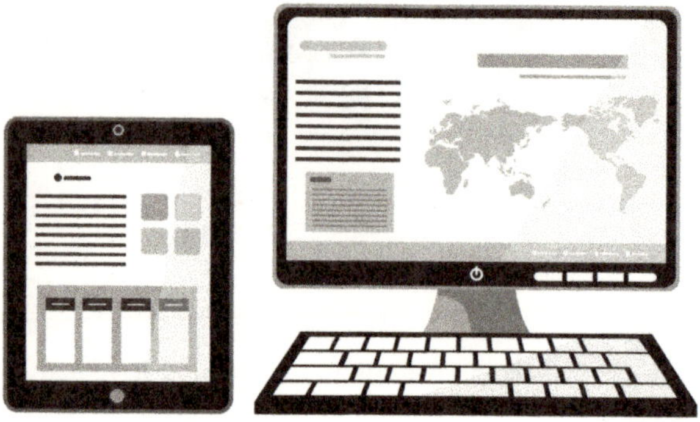

LA PLACE DU LIT

Si vous habitez dans un immeuble, évitez, si possible de placer la tête de votre lit sur un mur porteur. Ce sont eux qui servent d'abri aux gaines électriques qui distribuent l'énergie à tous les étages. Au passage, de la pollution électromagnétique risque de s'échapper, dans des proportions variables selon la qualité de l'installation générale. Installez plutôt votre couchage sur une simple cloison de séparation intérieure.

Pour les mêmes raisons, ne laissez pas des amas de fils électriques entremêlés sous votre lit. Certes, c'est le lieu idéal pour les cacher. Mais votre sommeil risquerait d'en pâtir. Alors limitez les appareils électriques à ce qui vous est nécessaire (lampes de chevet, notamment) et installez-les au plus près des prises sur lesquels ils sont branchés.

DIFFUSEZ DES HUILES ESSENTIELLES APAISANTES

Pour peaufiner cette chambre idéale (décorée, nettoyée, installée...), prenez l'habitude d'y diffuser, dans la demi-heure qui précède le coucher, des huiles essentielles apaisantes. Vous en bénéficierez sur trois tableaux :

- l'atmosphère sera désinfectée (toutes les essences de plantes ont une action antiseptique),
- vous vous coucherez dans une pièce agréablement parfumée (choisissez des fragrances que vous appréciez),
- vous trouverez plus rapidement le sommeil grâce aux principes actifs apaisants et anxiolytiques de certaines plantes.

Pour bien choisir vos huiles essentielles et opter pour un diffuseur approprié, rendez-vous dans le chapitre 4 (p. 115).

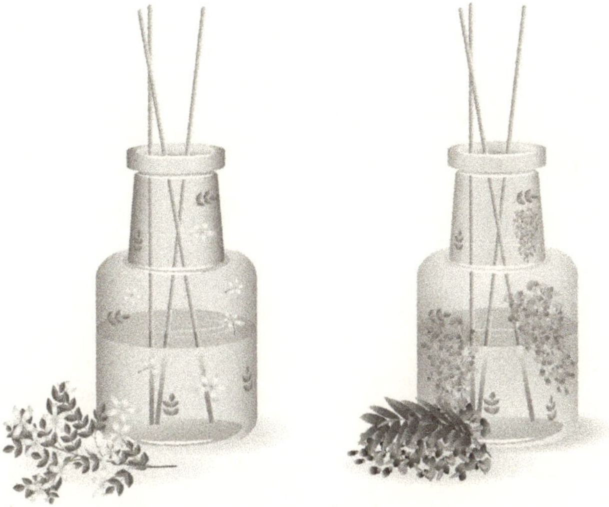

CHAPITRE 2
TROUVER LE BON RYTHME

Depuis les années 1980, une nouvelle discipline scientifique a permis de mieux comprendre l'organisation du sommeil : la chronobiologie. Cette science étudie les rythmes biologiques qui cadencent toute l'activité de notre corps : sécrétions hormonales, circulation sanguine, renouvellement cellulaire… Ainsi que notre appétit, et surtout notre sommeil.

DANS LES COULISSES DE NOS HORLOGES BIOLOGIQUES

C'est une petite structure, nichée au cœur du cerveau (le noyau suprachiasmatique) qui orchestre nos fonctions en envoyant des informations à nos différents systèmes biologiques, relayées par les messagères zélées que sont nos hormones. Des « autoroutes informationnelles » parcourent ainsi notre organisme de jour comme de nuit.

Une partie de ces messages concerne notre sommeil : l'endormissement, le déroulement des nuits et le réveil. Chaque soir, nous avons sommeil et le besoin de dormir se fait sentir. Chaque matin nous nous réveillons. Et entre les deux, il se passe une foule de choses qui, pour certains, sont parfois désagréables (cauchemars, réveils nocturnes…). Pour bien dormir, il faut d'abord identifier ce rythme et essayer de s'y conformer. Hélas, il est parfois incompatible avec les contraintes sociales. Il faut bien se lever le matin pour aller travailler ou conduire les enfants à l'école, même lorsqu'on a plutôt tendance à être couche-tard/lève-tard. À l'inverse, il est difficile de résister dans les dîners en famille ou entre amis lorsqu'on a les paupières lourdes dès 21 heures.

Deux types de problèmes se posent donc : soit l'horloge est irrégulière à cause d'un rythme de vie désordonné, soit elle est décalée par rapport aux obligations imposées par la société. Dans le premier cas, il faudra redonner de la cohérence au rythme de vie (heure de coucher et de lever, mais aussi des repas et des plages de repos). Dans le second, il s'agira de recaler l'horloge (en l'avançant ou en la reculant selon les cas) afin de retrouver une vie compatible avec celle des autres.

24 HEURES ? PLUS OU MOINS…

Toute la vie sur Terre est synchronisée sur la rotation de cette belle planète autour du soleil. 24 heures : c'est le temps qu'il lui faut pour tourner une fois sur elle-même. C'est cette répétition qui rythme l'alternance entre la nuit et le jour. 24 heures : cela devrait être la base de notre programmation chronobiologique. Stupeur : il n'en est rien ! Plusieurs expériences ont été menées depuis les années 1960, par des spéléologues ayant séjourné plusieurs semaines sous terre, dans le noir absolu, coupés de tout repère temporel. Il s'avère que dans ces conditions, leur rythme biologique se décale progressivement. Le plus souvent, la durée de leur journée s'allonge pour atteindre entre 24 h 20 et 25 heures. Plus rarement, elle raccourcit et descend en dessous de 24 heures.

Si nos rythmes internes restent calés sur 24 heures, c'est qu'ils sont resynchronisés en permanence par des éléments externes. Le principal, c'est la lumière. Notre noyau suprachiasmatique est en connexion directe avec notre système visuel, qui lui transmet les messages lumineux émanant de notre environnement. D'autres synchroniseurs de rythmes complètent ce dispositif, et nous en sommes responsables car c'est nous qui en décidons : horaires de repas, régularité des journées, plages de repos diurne…

PREMIÈRE ÉTAPE : TENEZ UN CARNET DE SOMMEIL

Munissez-vous d'un grand carnet ou d'un cahier de format écolier, ou téléchargez votre « Carnet de sommeil » (voir p. 192). Vous allez, pendant au moins dix jours (idéalement deux semaines), y noter un grand nombre d'éléments de votre vie quotidienne : sommeil, repas, émotions… Au bout de ce temps, vous relirez tout ce que vous y avez inscrit et vous verrez se dégager des tendances. Elles serviront de base à votre nouvelle organisation de vie.

Sur les 15 premières pages (une page par jour)

Tracez 5 colonnes. Vous y noterez des informations concernant votre sommeil, mais aussi d'autres éléments de votre vie quotidienne.

- **Dans la première colonne,** notez les heures auxquelles vous sentez le sommeil vous gagner. Le soir, bien sûr, mais aussi dans la journée, que la sensation soit assez forte pour vous pousser à dormir, ou qu'elle reste plus légère.
- **Dans la deuxième colonne,** notez les heures où vous vous couchez et où vous vous levez, matin et soir, mais aussi l'heure à laquelle vous faites la sieste dans la journée si cette pause est dans vos habitudes.

- **Dans la troisième colonne,** inscrivez l'heure et le contenu de vos prises alimentaires : petit-déjeuner, déjeuner, goûter, dîner, et éventuels en-cas.
- **Dans la quatrième colonne,** notez vos émotions fortes de la journée et les événements qui les ont provoquées : joie, chagrin, peur, colère, jalousie, rancune, rire, pleurs, déprime…
- **Dans la cinquième colonne,** consignez vos éventuelles remarques, difficultés ou interrogations par rapport à votre sommeil.

Au bout de deux semaines

Relisez avec soin le contenu de ce carnet. Vous verrez se dessiner un rythme. Vous constaterez par exemple que vous avez toujours sommeil à la même heure de la journée, que tel type d'aliment vous empêche de vous endormir sereinement le soir ou que telle émotion perturbe vos nuits. C'est ce rythme personnel qu'il vous faudra essayer de respecter le plus souvent possible.

DES PETITS PAS, MIEUX QUE DES GRANDES ENJAMBÉES !

Lorsqu'on entame un nouveau programme de vie, on a tendance à vouloir tout révolutionner tout de suite. Mais les bonnes intentions ne sont pas très durables lorsqu'elles impliquent de nombreux efforts. Mieux vaut y aller progressivement, en rectifiant d'abord ce qui vous en demande le moins. À petit pas ! Puis, progressivement, au fur et à mesure des améliorations que vous constaterez, vous pourrez ajouter à votre programme d'autres petits gestes, sans trop souffrir. « Un voyage de mille lieues a commencé par un pas », dit la sagesse chinoise. C'est le moment d'appliquer ce proverbe au pied de la lettre.

NE RATEZ PAS LE TRAIN

À la lecture de votre carnet de sommeil, vous verrez rapidement si vous avez un rythme décalé ou pas. Si l'heure où vous avez régulièrement sommeil se situe avant 22 heures/22 h 30, c'est qu'il est « en avance de phase » (c'est le terme médical officiel). Si le sommeil ne vous gagne jamais avant minuit ou 1 heure du matin, c'est que votre rythme biologique est « en retard de phase ». Dans ces deux cas, vous devrez appliquer des conseils particuliers, adaptés à votre cas (voir plus loin, p. 64).

En dehors de ces circonstances, il vous suffira d'imprimer de la régularité dans votre rythme quotidien. Celui de votre sommeil, mais aussi de vos repas. Le premier conseil est simple : ne ratez pas le train du sommeil. Rappelez-vous : le sommeil est constitué de cycles d'environ une heure et demie, qui se répètent de manière régulière. Si vous ne répondez pas aux signaux que vous envoie votre organisme pour vous inciter à vous mettre au lit, sous prétexte de voir la fin du film à la télé ou de terminer le chapitre du polar passionnant que vous êtes en train de lire, vous risquez fort de devoir attendre le prochain train, qui ne passera que dans une heure et demie environ. Ce serait dommage ! D'autant que votre réveil sera plus pénible le lendemain matin.

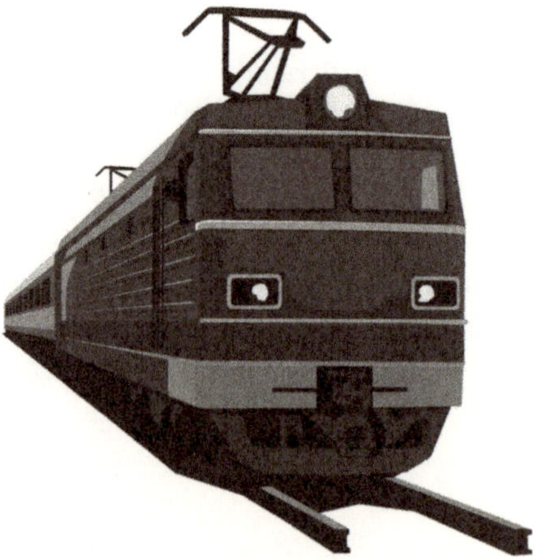

Préparez-vous à l'avance

En lisant votre carnet, vous avez sans doute remarqué la fourchette horaire dans laquelle vous avez le plus souvent sommeil. Préparez-vous à accueillir le sommeil à cette heure-là, avant même que les premiers signes apparaissent.

Si vous avez régulièrement sommeil vers 23 h 30 par exemple, préparez-vous dès 23 heures : mettez-vous en tenue de nuit, brossez vos dents, démaquillez-vous, préparez votre lit, prenez vos médicaments du soir si vous suivez un traitement… De cette manière, vous n'aurez rien à faire au moment où passera le marchand de sable. Vous n'aurez qu'à vous glisser entre les draps. C'est important, car si vous avez le sommeil fragile, un rien peut suffire à l'éloigner !

Si votre train ne passe pas toujours à la même heure

Essayez de lui donner un rythme plus stable. Cernez la tranche horaire la plus récurrente, et organisez votre coucher (voir ci-dessus). Lorsque le sommeil tarde à venir, aidez-le en pratiquant un petit exercice de respiration ou de relaxation dans votre lit (voir chapitre 5, p. 124). Une tasse de tisane (voir chapitre 4, p. 104), prise tous les soirs à la même heure (environ une demi-heure avant l'heure de coucher la plus fréquente) pourra, outre l'effet de la plante elle-même, faire office de rituel avertissant votre cerveau qu'il va bientôt être temps de passer en mode détente.

Si vous vivez en famille, votre rythme doit s'harmoniser avec celui des autres

L'idéal est alors de déterminer, ensemble, le rythme de chacun et d'en évaluer les ressemblances et les différences. Ensuite, il vous sera plus facile de trouver une organisation qui permette de respecter, au mieux, tous les programmes individuels. N'oubliez pas que les petits ajustements progressifs sont plus efficaces, à long terme, que les grandes décisions qui ne résistent pas devant les réalités quotidiennes.

DÉCALAGES PONCTUELS

Pendant cette période d'harmonisation, ne vous privez pas de sorties ponctuelles même si elles décalent votre calendrier de sommeil. Il ne sert à rien de se mettre en retrait des relations sociales et de refuser toute sortie. Veillez simplement à ne pas répéter les soirées tardives (surtout pas plusieurs soirs de suite). Essayez de faire suivre chaque soirée tardive d'au moins trois soirées calées sur votre rythme de base, tel qu'il apparaît sur votre carnet de sommeil.

N'OUBLIEZ PAS LA SIESTE

Certains ressentent une forte envie de dormir après le repas de midi, alors que d'autres se sentent seulement un peu moins efficaces à cette heure. Tout cela n'a rien à voir avec la digestion du déjeuner, ni avec une quelconque paresse. Cette baisse de tonus physique et intellectuel est inscrite dans nos rythmes biologiques et correspond à des fluctuations dans la production des messagers biochimiques de l'éveil (notamment le cortisol) et de la détente (notamment la sérotonine). Alors ne résistez pas à l'appel de la pause ! Non seulement ce n'est pas du temps perdu, mais vous serez beaucoup plus en forme après un petit repos pour affronter les occupations de l'après-midi.

Cependant, une sieste productive répond à certaines règles. C'est un « art » qu'il s'agit de cultiver dans la bonne humeur, et non une nécessité dérangeante à laquelle vous vous pliez en nourrissant en vous un fond de culpabilité.

Ne dormez pas trop longtemps

Pour être revigorante, votre plage de repos ne doit pas être trop longue. Oubliez les longues siestes que vous faites peut-être pendant les vacances. Elles sont agréables, certes, mais pas efficaces. En règle générale, comptez entre 10 et 30 minutes, la moyenne se situant autour de 20 minutes. Si vous dormez trop longtemps, vous risquez d'être emporté dans un voire deux cycles complets de sommeil, ce qui ne vous permettrait pas d'en émerger en forme. En outre, votre endormissement du soir en serait perturbé.

Programmez votre repos à la bonne heure

N'attendez pas sous prétexte de terminer un travail en cours. C'est généralement juste après le déjeuner que la baisse de tonus se manifeste, et c'est le moment idéal pour vous reposer. Plus tard, cela ne vous servirait à rien.

Inutile de vous coucher

Si vous avez peur de vous endormir trop profondément, ne vous couchez pas. Si vous êtes chez vous, optez pour le canapé du salon ou un fauteuil confortable. Installez-vous et fermez les yeux. Le sommeil viendra naturellement. Sur votre lieu de travail, vous pouvez vous lover dans votre fauteuil de bureau, voire croiser vos bras sur votre bureau et poser votre front dans le creux ainsi formé. Dans tous les cas, veillez à une chose : ne pas trop plier votre cou afin de ne pas vous réveiller avec des contractures dans la nuque. Essayez aussi de garder le dos droit.

Une tasse de café à la fin du déjeuner : pourquoi pas ?

À condition de vous reposer tout de suite après. La caféine, molécule excitante du café, n'agit qu'au bout d'environ une demi-heure. Cela vous laisse le temps suffisant pour une courte sieste. Le moment où la caféine sera active correspondra à l'heure de votre réveil. Et elle vous aidera à retrouver plus rapidement votre tonus intellectuel.

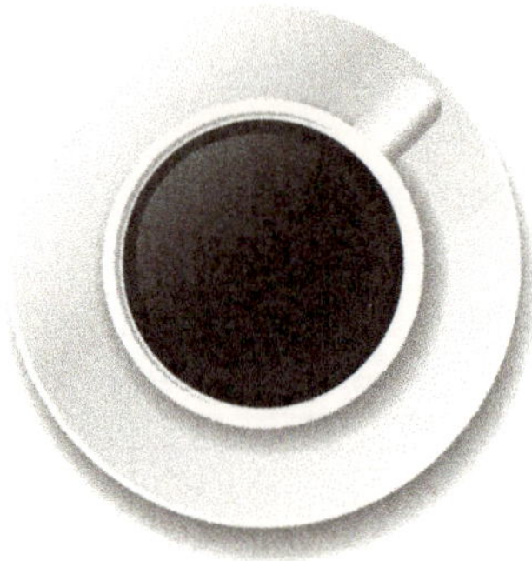

LA SIESTE DE SALVADOR DALI

L'histoire (dont personne ne sait si elle est véridique) raconte que le célèbre peintre avait mis au point une technique infaillible pour faire des micros-iestes. Il se calait dans un fauteuil, un bras pendant par-dessus l'accoudoir, la main tenant une petite cuillère en métal. Dès qu'il plongeait vraiment dans le sommeil, sa main se relâchait et la cuillère tombait bruyamment ce qui suffisait à le réveiller. Son sommeil réel ne devait durer que quelques secondes, mais associé au repos de la période d'endormissement, cela semblait suffisant pour le ressourcer.

MANGEZ À DES HEURES RÉGULIÈRES

Votre vie quotidienne ne s'organise pas seulement autour du sommeil. D'autres événements récurrents rythment vos journées : les horaires de travail, la promenade du chien, les courses… Et surtout les repas. Votre manière de vous nourrir (voir chapitre 3, p. 77) et les horaires de vos prises alimentaires jouent un rôle essentiel dans l'harmonie de votre fonctionnement chronobiologique, et donc de votre sommeil.

De la régularité avant tout

Efforcez-vous de ne pas grignoter dans la journée, et de prendre trois vrais repas, à des heures régulières. Encore une histoire d'horloge biologique et de sécrétions hormonales. Certaines d'entre elles sont liées à l'assimilation des aliments et des nutriments qu'ils contiennent. Plus vos repas sont réguliers, plus vous contribuez indirectement à harmoniser votre rythme biologique, ce qui constitue un atout supplémentaire pour votre sommeil.

Le dîner : ni trop tôt, ni trop tard

Le plus important, c'est l'heure à laquelle vous prenez votre dîner. Trop tôt, et vous risquez de vous coucher avec le ventre creux, ce qui ne favorise pas l'endormissement et peut même provoquer des réveils nocturnes. Trop tard, et vous serez probablement gêné par la digestion du dîner, surtout si celui-ci est trop copieux, gras et sucré (voir chapitre 3, p. 101). Pour caler l'heure du dîner, fiez-vous une fois encore à votre carnet de sommeil. Une fois que vous avez fixé votre fourchette horaire de mise au lit, calez votre dîner au moins deux heures avant, et pas plus de trois heures. Si, par exemple, vous vous couchez entre 22 h 30 et 23 heures, dînez entre 20 heures et 20 h 30.

Casse-tête en famille

Il est parfois difficile de faire coïncider les rythmes de tout le monde et de réunir parents et enfants autour de la table du dîner. Restez souple. Si vous êtes amené à dîner trop tôt par rapport à votre rythme de sommeil, mangez légèrement et prévoyez un petit en-cas (ni trop gras, ni trop sucré) deux heures avant de vous coucher. Pourquoi pas autour d'une tisane ? Vous ferez ainsi d'une pierre deux coups. Dans tous les cas, l'essentiel est que vos horaires de repas restent stables et réguliers.

UN PETIT GOÛTER ?

Certains spécialistes de chronobiologie alimentaires recommandent un quatrième repas : le goûter. En termes de sommeil, ce n'est pas une obligation. Mais si vous avez l'habitude d'en prendre un, ne vous en privez pas. Essayez simplement de privilégier les aliments bénéfiques au sommeil (voir chapitre suivant, p. 89), et d'attendre au moins quatre heures après le repas de midi. Ce goûter constitue aussi une bonne solution si vous avez faim de bonne heure et que vous avez du mal à attendre jusqu'au dîner en famille.

RECALEZ VOTRE RYTHME

Si votre carnet de sommeil révèle un grand décalage dans votre rythme de sommeil, ces gestes d'hygiène de vie ne suffiront pas (même s'ils restent conseillés pour tout le monde). Il vous faudra avant tout recaler votre rythme : l'avancer ou le reculer selon les cas. Pour cela, vous pouvez faire confiance à une alliée naturelle hyper-efficace : la lumière. C'est elle qui synchronise jour après jour nos horloges internes afin qu'elles restent réglées sur 24 heures. Selon que vous vous exposez à la lumière le matin ou le soir, vous pourrez modifier progressivement votre rythme de sommeil dans un sens ou dans l'autre.

Si la lumière naturelle ne suffit pas (notamment en hiver, lorsque les jours sont courts et le temps nuageux), vous pouvez acquérir un appareil de luminothérapie qui diffuse une lumière aussi puissante que celle du soleil. Ce n'est pas le cas des éclairages habituels que nous utilisons dans nos habitations. Quelques exemples : dans une rue normalement éclairée la nuit, vous recevez entre 30 et 80 lux*. Dans votre salon, le soir, vous pouvez compter sur 200 à 800 lux maximum. En comparaison, à l'aube ou au crépuscule, lorsque la lumière naturelle est encore assez faible, elle correspond à 1 000 à 5 000 lux. Quant à une journée d'été moyennement ensoleillée, elle vous fournit entre 50 000 et 100 000 lux. La différence est criante ! Elle montre bien que l'éclairage courant de nos habitations, bureaux, magasins… ne peut pas rivaliser avec la lumière naturelle du soleil, même par temps couvert.

Vous êtes couche-tôt/lève-tôt

Vous allez retarder votre horloge afin de vous endormir plus tard. Tout naturellement, votre heure de réveil bougera elle aussi et vous trouverez un rythme plus compatible avec une vie sociale bien remplie. À vous les sorties au ciné sans piquer du nez dans votre fauteuil dès la fin du générique ! Mais soyez patient. Cela ne se fait pas en un jour.

- **Profitez de la lumière naturelle en fin d'après-midi** (après le travail en semaine), avant le coucher du soleil. Offrez-vous une balade à pied ou à vélo en plein air, même s'il fait gris. Vous recevrez tout de même une bonne dose de lumière. Faites le trajet retour de votre lieu de travail jusqu'à chez vous à pied (ou au moins une partie si la distance est trop longue). Comptez au moins 30 minutes à l'extérieur, si possible un peu plus (jusqu'à une heure).
- **Le matin, protégez vos yeux** avec des lunettes de soleil filtrantes, même s'il pleut. Il ne s'agit pas de protéger vos globes oculaires, mais d'empêcher les rayons lumineux d'arriver jusqu'à votre cerveau.
- **Si cela ne suffit pas,** faites l'acquisition d'un appareil de luminothérapie. Exposez-vous chaque soir sous la lampe entre 20 heures et 21 heures, pendant environ 30 minutes, à une puissance de 5 000 lux.

---

* Le lux est l'unité de mesure de l'intensité lumineuse.

- **Dès la fin de la première semaine,** commencez à retarder l'heure à laquelle vous vous mettez au lit. Sans trop vous précipiter : 15 à 30 minutes par jour. Allez-y progressivement. Lorsque vous avez trouvé un rythme qui convient à votre horloge biologique et à votre vie sociale, poursuivez les bains de lumière pendant une dizaine de jours afin de bien ancrer la resynchronisation de votre sommeil.

ÉVITEZ LES EXCITANTS

Il est tentant de penser qu'une tasse de café bien fort, après le dîner, aide à retarder votre endormissement. Ce n'est pas une bonne solution. Certes, vous risquez de rester éveillé un peu plus longtemps. Mais en tenant « sur les nerfs ». La qualité de votre sommeil en pâtirait et l'effet ne s'inscrirait pas dans le temps, sauf à le faire tous les jours ce qui nuirait, à la longue, à votre sommeil.

Vous êtes couche-tard/lève-tard

Les longues soirées, ça ne vous fait pas peur. C'est le matin que le bât blesse. La sonnerie du réveil vous tire des limbes alors que vous n'avez pas encore fini votre nuit. Le week-end, vous essayez de neutraliser la fatigue accumulée tout au long de la semaine en dormant jusqu'à midi, mais cela ne fait que décaler encore votre horloge biologique.

Vous allez avancer progressivement l'heure de votre coucher en prenant la lumière le matin et en vous en protégeant le soir. Peu à peu, vous aurez moins de mal à vous réveiller le matin car votre temps de sommeil s'allongera. Il faut compter une dizaine de jours avant de commencer à ressentir les effets de ce recalage.

- **Profitez de la lumière naturelle le matin.** Programmez une balade avant 10 heures, ou faites à pied le chemin jusqu'à votre lieu de travail (ou au moins une partie). Ne protégez pas vos yeux, même s'il fait beau.

C'est dans la première partie de la matinée que la lumière extérieure doit pénétrer jusqu'à votre cerveau.

- **En fin de journée, protégez vos yeux.** De simples lunettes de soleil filtrantes feront l'affaire. Portez-les même lorsque le temps est nuageux ou pluvieux. Moins vos yeux recevront de lumière naturelle en fin de journée, plus votre sommeil avancera naturellement.
- **Si ce n'est pas suffisant,** procurez-vous un appareil de luminothérapie et exposez-vous le matin (avant 10 heures), pendant 30 minutes, à une puissance de 5 000 lux (15 minutes à 10 000 lux si vous supportez la luminosité dégagée par la lampe). Vous devrez peut-être avancer encore votre réveil pour programmer votre séance avant de sortir de chez vous, ce qui ne sera pas facile au début. Mais vous tirerez rapidement bénéfice de cet effort. Vous aurez sommeil de plus en plus tôt (une progression lente tout de même), et vous vous réveillerez en meilleure forme.
- **Le soir, fuyez les écrans.** Tablettes, ordinateurs portables, Smartphones… dégagent une lumière bleutée qui retarde l'endormissement. Alors si vous avez l'habitude de surfer sur le Net, de jouer ou de regarder vos mails une dernière fois après le dîner, abstenez-vous. Éteignez ces appareils après 18 heures, ou utilisez-les seulement en cas d'absolue nécessité et pendant un temps le plus court possible. Et si vraiment vous ne pouvez vous en passer, offrez-vous des lunettes spéciales qui filtrent la lumière bleue.

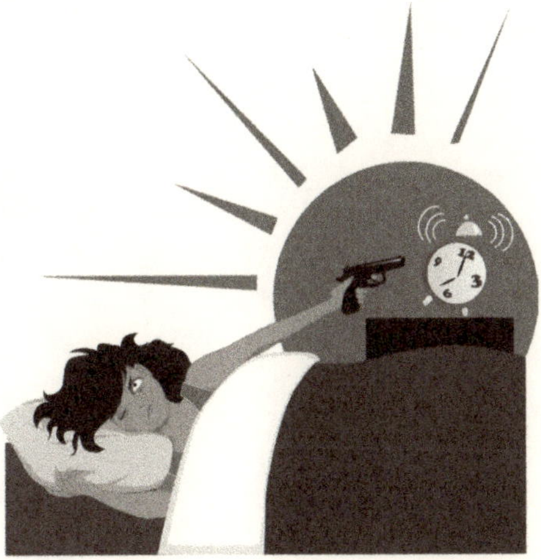

PETITE HISTOIRE DE LA LUMINOTHÉRAPIE

Il y a quelques décennies, les appareils de luminothérapie étaient très volumineux et leur prix était trop élevé pour que les particuliers puissent s'en équiper. Il fallait se rendre chaque jour dans un service hospitalier ou un centre spécialisé pour s'exposer à la lumière artificielle. Depuis, la technique a considérablement évolué. On trouve sur le marché des petits appareils domestiques (à partir de 150 €) qui permettent de s'exposer régulièrement chez soi. Il existe même des simulateurs d'aube, qui diffusent une luminosité progressive le matin pour copier le lever du soleil, et des simulateurs de crépuscule qui font l'inverse le soir. Ils accompagnent en douceur la transition entre la nuit et la journée.

LA BONNE HEURE POUR FAIRE DU SPORT

Une activité physique régulière et raisonnable est un atout essentiel pour tous ceux qui désirent entretenir leur santé, sommeil compris. C'est une cause entendue : un peu de sport entretient le système cardiovasculaire, protège les articulations, augmente l'oxygénation, contribue à l'élimination des toxines et des kilos en trop… Ça, c'est pour les généralités. Tout le monde les connaît, même ceux qui passent leur temps libre sur un canapé devant la télé.

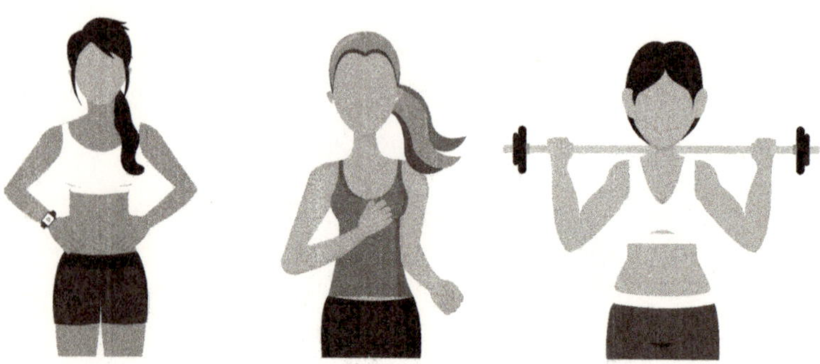

Offrons-nous maintenant un petit focus sur le sommeil. Quelques séances d'activité hebdomadaires permettent d'évacuer l'excès de nervosité et d'anxiété qui perturbe les nuits. Un premier bon point ! Lorsqu'il est pratiqué régulièrement et que son rythme est adapté aux possibilités de chacun, le sport contribue également à harmoniser les sécrétions hormonales. Or, vous savez à présent combien c'est important pour la qualité de votre sommeil.

Et pourtant, certains se plaignent d'avoir du mal à s'endormir après leur séance sportive du soir. C'est que l'activité physique doit être, elle aussi, pratiquée au bon moment pour contribuer à la sérénité de vos nuits. Rappelez-vous : deux éléments sont essentiels à votre endormissement, la production de mélatonine et la baisse de la température corporelle. L'un comme l'autre peuvent être influencés par le sport. La production de mélatonine dépend en partie de la lumière. En été, si vous pratiquez trop tard le soir, en extérieur, vous risquez de fournir à votre cerveau un excès de luminosité qui retardera le moment où vous glisserez dans le sommeil. En plus, une activité physique intense fait grimper la température corporelle. Si vous vous y livrez tard dans la soirée, celle-ci n'aura pas le temps de redescendre à temps et votre endormissement sera décalé.

Pour que le sport soit bénéfique à votre sommeil, suivez ce petit planning.

Le matin

En tout début de journée, privilégiez les activités douces : stretching, qi gong, yoga… Vous en profiterez pour pratiquer des exercices qui stimulent votre énergie physique en vue de la journée à venir (voir chapitre 5, p. 124).

Avant 10 heures, une activité en extérieur vous permettra d'absorber de la lumière naturelle. C'est un bon moment, à condition que vous ne soyez pas du genre couche-tôt/lève-tôt, auquel cas vous devrez plutôt privilégier la lumière du soir pour recaler votre horloge biologique (voir p. 66). Mais ne stimulez pas trop votre organisme, qui n'est pas encore opérationnel pour les efforts intenses. Marche, vélo ou natation au programme.

À l'heure du déjeuner

Ce n'est pas un bon moment pour vous agiter physiquement. Votre corps se prépare pour la pause intermédiaire, et une hausse trop brutale de votre température corporelle risque de la perturber. Vous aurez sommeil plus tard, au moment où vous avez bien d'autres choses à faire. Prenez plutôt le temps d'un vrai repas équilibré, dégusté dans une atmosphère calme.

En fin d'après-midi

Voilà venu le bon moment pour vous dépenser, faire de gros efforts, solliciter vos muscles, transpirer… Non seulement votre tonus musculaire est au top, mais votre température corporelle aura le temps de redescendre avant l'heure du coucher. Il en est de même avec la lumière : sauf si vous êtes clairement couche-tard/lève-tard, vous pouvez pratiquer en extérieur à condition que ce soit avant 19 heures afin de ne pas perturber votre production de mélatonine (voir p. 65).

Le soir

Si vous aimez bouger après le dîner, contentez-vous d'une activité très calme, comme le matin. Une balade tranquille dans le quartier, ou quelques exercices apaisants qui, cette fois, auront pour but de vous détendre, nerveusement et physiquement. Au programme : relaxation, respiration-détente, tai-chi…

LA RÉGULARITÉ AVANT TOUT

Une activité physique n'est efficace que si elle est pratiquée régulièrement. Alors évitez les efforts très intenses le week-end, après une semaine entière passée devant un bureau. Fuyez les vacances hyper-sportives si vous ne pratiquez aucune activité le reste de l'année.

Comptez au moins trois séances par semaine, chacune durant entre 45 minutes et 1 heure. Et choisissez un sport qui vous procure du plaisir, c'est le meilleur moyen de ne pas le vivre comme une contrainte insupportable.

LE BON RYTHME POUR LES ENFANTS

C'est une évidence : un sommeil suffisant et de bonne qualité est indispensable à la santé des enfants, à leur croissance harmonieuse et à leur équilibre psycho-émotionnel en construction. Et ce, même si chacun possède déjà un début de chronotype (certains sont déjà de gros dormeurs dès 2 ou 3 ans, alors que d'autres ont besoin de moins de sommeil).

L'anxiété se manifeste parfois dès le plus jeune âge, perturbant le moment du coucher. Certains enfants sont même carrément angoissés et craignent la séparation du soir et la solitude du sommeil. S'ajoute à cela la frustration générée par le fait de devoir se coucher alors que le reste de la maisonnée continue à vivre. Les difficultés d'endormissement constituent le plus gros des problèmes de sommeil pendant la petite enfance, les réveils pénibles à l'heure de l'école n'étant le plus souvent que la résultante d'une mise au lit trop tardive. Le rôle des parents consiste alors à mettre au point avec l'enfant des rituels adaptés.

Autre difficulté récurrente : les réveils nocturnes. Certains enfants en sont coutumiers. Des hurlements tirent du sommeil les parents paniqués au milieu de la nuit. L'enfant est parfois terrifié par un cauchemar, parfois seulement désireux d'appeler parce qu'il se sent seul. Dans tous les cas, il faut l'aider à se rendormir le plus vite possible. Des solutions existent.

VARIATIONS AUTOUR DU SOMMEIL ENFANTIN

Les origines des problèmes de sommeil sont liées à l'évolution du petit enfant.

- *À partir de 6 mois*, l'enfant est censé « faire ses nuits ». Il peut cependant se réveiller parce qu'il a mal aux dents ou des coliques.
- *Entre 1 an et 2 ans*, c'est l'angoisse de la séparation qui apparaît, avec son cortège de cauchemars.
- *Entre 2 et 5 ans :* d'autres peurs se font jour (du noir, de la solitude, des ombres, des monstres avec lesquels il a joué dans la journée…). La durée de sommeil paradoxal s'allonge et les cauchemars peuvent tourner à la terreur nocturne.
- *À partir de 6 ans :* le rythme biologique de l'enfant commence à se stabiliser, ses angoisses à se calmer. Les problèmes les plus fréquents sont alors liés à la manière qu'ont les parents de gérer, plus ou moins bien, le sommeil de leur enfant.

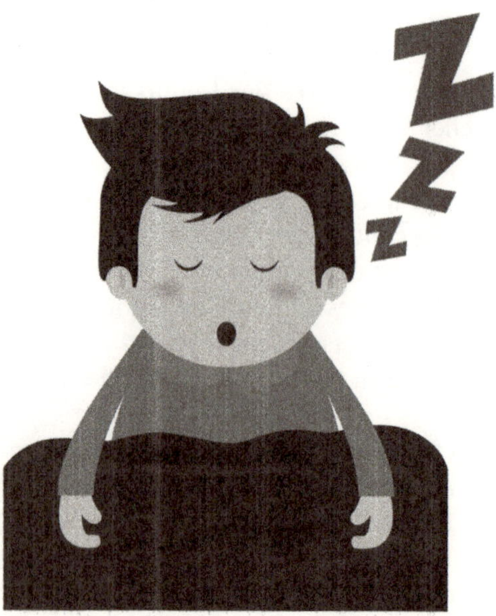

Pour qu'il s'endorme sereinement

- **L'heure du coucher.** Tâchez de la déterminer en fonction de l'heure à laquelle il doit se lever le matin pour aller à l'école, à la crèche ou chez la nourrice. Prenez en compte le nombre d'heures de sommeil qui lui sont nécessaires en fonction de son âge (voir p. 19). Pendant les week-ends, ne la décalez pas trop (1 heure maximum). Si votre enfant rechigne, essayez d'en parler avec lui (dès qu'il est en âge de comprendre), afin que le coucher procède autant que possible d'une décision commune.
  Interdisez télévision, tablettes et ordinateur au moins 1 heure avant le coucher, afin d'éviter la lumière bleutée qu'ils dégagent et qui retarde l'endormissement. Vous créerez, en plus, un sas entre les images parfois violentes que votre enfant est susceptible de recevoir et son sommeil. Prenez quelques minutes pour parler avec lui de ce qu'il a vu lorsque vous le mettez au lit.
  Si votre enfant a des devoirs à faire en rentrant à la maison, ne le laissez pas traîner. Faites en sorte qu'il les effectue après la pause goûter, de manière à ce que tout soit terminé avant l'heure du repas. L'angoisse du travail en retard n'arrange rien.
- **Les rituels du soir.** Bien des enfants sont instinctivement demandeurs d'un accompagnement parental au moment du coucher. Ils ont raison ! Ces petits gestes répétés facilitent le passage de l'état de veille au sommeil. Ils constituent également une parenthèse rassurante entre la vie familiale et la solitude de la nuit. La répétition de ces rituels conditionne progressivement le cerveau, ce qui facilite l'endormissement
  Vous avez le choix : lire un livre, raconter une histoire… Ou n'importe quel geste que l'enfant pourra intégrer comme un symbole du coucher. Si l'enfant désire entendre toujours la même histoire ou lire le même livre, suivez son désir. Au besoin, proposez-lui autre chose avant pour diversifier ses centres d'intérêt, et terminez avec ce qui lui fait plaisir car il en a l'habitude.
  Si vous constatez que le rituel habituel ne suffit pas, établissez un nouveau protocole qui intègre un petit exercice de relaxation. C'est possible à tous les âges : demandez à l'enfant de fermer les yeux et de respirer en suivant un rythme qui ralentit progressivement. Inventez

au besoin une histoire très simple sur laquelle vous allez pouvoir caler ce rythme. L'essentiel est qu'à l'arrivée, le personnage de votre histoire arrive dans un lieu où il s'allonge et s'endort.
Au besoin, faites-lui boire 1 cuillerée à soupe d'eau de fleur d'oranger (dans une boisson non sucrée) ou un peu de tisane (voir chapitre 4, p. 104).

Pour gérer les réveils nocturnes

- **Il a fait un mauvais rêve.** Tous les enfants en font de temps en temps. Ils ont alors besoin d'être simplement rassurés pour se rendormir. Si le vôtre en fait souvent, essayez d'agir en amont en organisant mieux la parenthèse qui précède le coucher (voir ci-dessus).
  Les véritables terreurs nocturnes sont parfois impressionnantes pour les parents : l'enfant hurle, il n'a pas l'air vraiment réveillé alors qu'il a les yeux grands ouverts, il ne reconnaît pas ses parents… La plupart du temps, cela ne dure pas et l'enfant se rendort spontanément, comme s'il ne s'était rien passé. Si cela se reproduit trop souvent, consultez éventuellement un médecin homéopathe qui saura trouver le remède adapté à son cas.
- **Il a pris l'habitude d'appeler toutes les nuits.** Il y a forcément un peu d'angoisse là-dessous. Allez le rassurer, sans que cela dure trop longtemps. Parlez-en avec lui avant qu'il se couche. Et si les réveils persistent, donnez-lui avant le coucher une tasse d'infusion de camomille ou de tilleul.
  Pour l'aider à se rendormir, vous pouvez aussi reprendre l'exercice de relaxation du coucher (voir ci-dessus) en raccourcissant le scénario. Quelques minutes suffisent généralement.

PIPI AU LIT…

L'énurésie est une cause fréquente de réveil nocturne. Ce trouble, très fréquent, réapparaît souvent après une période de propreté et peut durer jusqu'à 5, voire 7 ans. L'enfant se réveille trempé, et il ne peut pas se rendormir. Le plus souvent, le problème est dû à un retard de maturité corporelle, le système neuro-hormonal qui nous permet de traverser une nuit entière sans avoir envie d'uriner n'étant pas encore opérationnel. Il suffit alors de limiter la quantité de boisson après 18 heures et d'être patient (pas facile lorsqu'on doit changer les draps à 2 heures du matin !). Ne le grondez pas, il n'y est pour rien. Cela ne ferait que créer de l'angoisse qui perturberait encore davantage son sommeil.

Au-delà de 7 ans, l'énurésie devient plus sérieuse. Le problème est humiliant pour l'enfant qui ne peut pas, par exemple, aller dormir chez ses copains. L'origine est alors à chercher du côté de la maturité psycho-émotionnelle. Un petit détour chez le psy peut résoudre rapidement cette difficulté. D'autant que lorsqu'elle n'est pas résolue à temps, l'énurésie peut se manifester encore pendant l'adolescence, voire à l'âge adulte (même si c'est beaucoup plus rare).

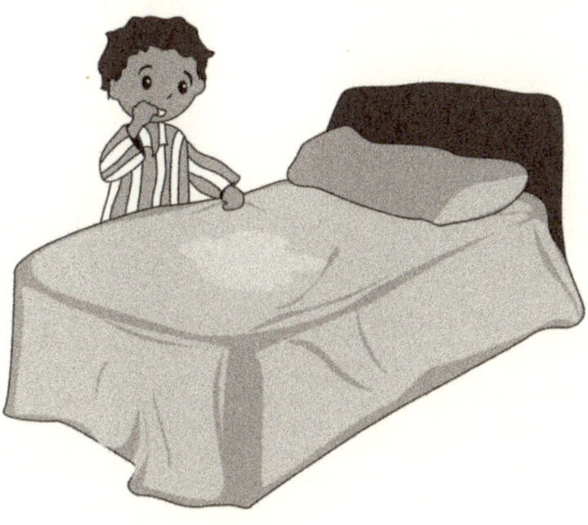

CHAPITRE 3
BIEN MANGER POUR BIEN DORMIR

Un bon sommeil s'entretient aussi à coup de fourchette. Le contenu de votre assiette détermine en partie la qualité de vos nuits. Tout a un rôle : l'organisation de vos repas (surtout celui du soir), leur durée, la présence des nutriments essentiels au sommeil, l'atmosphère dans laquelle vous mangez…

Le cerveau et le système nerveux sont très impliqués dans les processus qui vous permettent de vous endormir et de passer une nuit sereine. Or, comme tous les tissus du corps, ils ont besoin d'être correctement nourris. La production des neurotransmetteurs qui permettent aux informations de circuler dans notre boîte crânienne est, elle aussi, dépendante de la présence de certaines substances présentes dans les aliments. C'est dit : si le sommeil se déroule dans la chambre à coucher, il se prépare dans la cuisine !

LES NUTRIMENTS INDISPENSABLES

Pour mener à bien les nombreuses opérations qui conduisent au sommeil (et surtout à un sommeil de qualité !), votre cerveau et votre système nerveux ont besoin d'un apport régulier en nutriments essentiels. Certains sont présents dans les aliments en quantité importante (les macronutriments), d'autres dans des proportions parfois si infimes qu'on les a longtemps pris pour des déchets (vitamines, oligo-éléments…). Nombreux sont ceux qui ont un rôle à jouer dans la préparation et le déroulement de nos nuits. Voici les principaux.

Les acides aminés : au cœur des protéines

Ce sont les constituants des protéines, des petites briques fondamentales que le corps utilise pour une foule de choses, à commencer par la production des neurotransmetteurs cérébraux. On compte 22 acides aminés, dont 8 sont dits essentiels car le corps ne sait pas les produire en combinant d'autres substances : la lysine, la thréonine, la méthionine, la valine, l'isoleucine, la leucine, la phénylalanine et le tryptophane. Ce dernier est particulièrement important pour le sommeil, car le cerveau l'utilise pour produire la sérotonine (neurotransmetteur de la détente et de la bonne humeur), laquelle sert ensuite de précurseur à la mélatonine (hormone du sommeil). C'est dire si nous devons en absorber régulièrement, surtout au repas du soir.

On trouve des protéines dans tous les produits animaux (viande, volaille, œufs, poissons, coquillages, crustacés…), ainsi que dans certains végétaux, notamment les céréales (pain, pâtes, riz…), les graines (quinoa, sésame, chia…) et les légumineuses (haricots, pois chiches, lentilles…). Mais toutes ne se valent pas car leur composition en acides aminés n'est pas la même. Les 8 essentiels sont toujours présents dans les produits animaux, alors que les végétaux sont moins bien pourvus puisqu'il leur en manque toujours au moins un. La solution est simple : toujours associer une céréale à une légumineuse quand on ne mange ni œuf, ni viande, ni poisson à un repas, afin de compléter les acides aminés manquants.

EN PRATIQUE

- *C'est dès le matin que votre corps a besoin de protéines.* Le petit-déjeuner traditionnel à la française, très riche en sucres, n'est pas le plus indiqué. De nombreuses études anglo-saxonnes ont montré qu'un petit-déjeuner intégrant des protéines animales (œuf, saumon fumé, jambon blanc, blanc de volaille...) permet de tenir sans fatigue toute la matinée et d'éviter le petit creux de 11 heures. Ce n'est pas le cas des petits-déjeuners sucrés. Or, l'accumulation de fatigue au cours de la journée n'est pas un gage de bon sommeil. Au contraire : lorsqu'on est obligé de puiser de l'énergie dans ses réserves, on finit par tenir « sur les nerfs » et il devient de plus en plus difficile de lâcher la pression le soir venu.
- *Au dîner, choisissez des protéines qui renferment beaucoup de tryptophane* afin de faciliter la production des messagers biochimiques qui aident à trouver le sommeil : produits laitiers (surtout yaourts et fromages frais), volailles (notamment la dinde et le poulet). Si vous optez pour des protéines végétales, préférez le quinoa, les pâtes complètes, et couscous complet, toujours associés à une légumineuse.

Les oméga 3 : cachés dans les graisses

Longtemps stigmatisées et rangées sous la bannière d'ennemies absolues, les matières grasses ont retrouvé en partie leurs lettres de noblesse. Avec quelques réserves, cependant. Toutes les graisses, qu'elles soient apparentes (huiles, beurre…) ou cachées (dans les viandes, les poissons, les produits industriels…), sont constituées de chaînes de carbone plus ou moins longues, et comportant différents types de liaison. Les plus courtes sont dites saturées, les plus longues insaturées. C'est parmi ces dernières (et plus particulièrement les polyinsaturées) que l'on trouve les oméga 3 dont on a tellement entendu parler.

Mais n'allons pas trop vite. Si les corps gras sont essentiels au sommeil, c'est que leurs acides gras constituent en grande partie des parois cellulaires, dont ils assurent la perméabilité. Et les cellules du cerveau sont particulièrement friandes en acides gras. Ces neurones doivent conserver des membranes souples et perméables afin d'assurer la bonne circulation des informations dans notre masse cérébrale. Il en est de même dans tout le système nerveux.

Les acides gras saturés, que l'on trouve surtout dans les viandes, charcuteries, fromages gras…, ne doivent pas être absorbés en quantités trop importantes. Or, l'alimentation des pays occidentaux en apporte souvent des quantités excessives. À l'inverse, les acides gras insaturés, puisés surtout dans les poissons, les huiles végétales et les fruits secs oléagineux (noix, amandes…), sont souvent présents en quantité insuffisante dans notre alimentation. En particulier les oméga 3, que le cerveau ne sait pas synthétiser à partir d'autres composants alimentaires, alors qu'il en a particulièrement besoin.

EN PRATIQUE

• *Pour cuisiner,* privilégiez les huiles végétales qui résistent à la chaleur, comme les huiles d'olive, de colza ou de soja.
• *Pour l'assaisonnement,* variez vos huiles car chacune possède une composition précise en acides gras : noix, noisette, carthame, sésame, soja, olive, pépins de raisin… Certaines ont une saveur très marquée, d'autres plus neutre, ce qui permet, en les choisissant bien, de marier les saveurs de manière très agréable.
• *Optez souvent pour le poisson et les produits de la mer* pour fournir des protéines à vos repas. Contrairement à la viande, ils apportent de bons acides gras insaturés, bénéfiques pour votre cerveau et votre sommeil.
• *Lorsque vous mangez de la viande,* choisissez-la peu grasse. Dans la même bête, certains morceaux peuvent contenir jusqu'à dix fois plus de graisses cachées que les autres. Alors misez sur les blancs de volailles, le rumsteck de bœuf, le filet mignon de porc ou de veau…

Les bons glucides : dans les céréales complètes

Pour passer facilement de l'état de veille à celui de sommeil, votre cerveau doit produire de la sérotonine, puis de la mélatonine. Et pour cela, il a besoin, en plus de tryptophane (voir plus haut, p. 78), de recevoir suffisamment de sucre. Cet organe est un très gros consommateur de glucose. Il grignote à lui seul 20 % des sucres que nous avalons, alors qu'il représente seulement 2 % du poids corporel d'un individu de taille et de corpulence moyennes. Cela ne signifie pas qu'il faille vous jeter, le soir, sur toutes les sucreries à portée de votre main, au contraire. Car tous les sucres ne constituent pas le même carburant pour les cellules cérébrales.

Tout cela est une question d'IG (comprenez : index glycémique). À chaque fois que vous mangez un aliment contenant beaucoup de glucides (sucreries, fruits, chocolat, mais aussi céréales et légumineuses), cela entraîne rapidement la sécrétion d'insuline par le pancréas. Cette hormone est chargée de réguler le taux de sucre dans le sang afin qu'il ne grimpe pas exagérément. Plus un aliment a un IG élevé, plus il provoque une forte production d'insuline. Le taux de sucre sanguin chute alors rapidement, ce qui provoque fatigue et regain d'appétit. À l'inverse, ceux qui ont un IG moyen ou bas déclenchent un réflexe insulinique beaucoup moins important. La quantité de sucre dans le sang reste plus longtemps dans des proportions raisonnables, ce qui permet au cerveau de se servir à loisir.

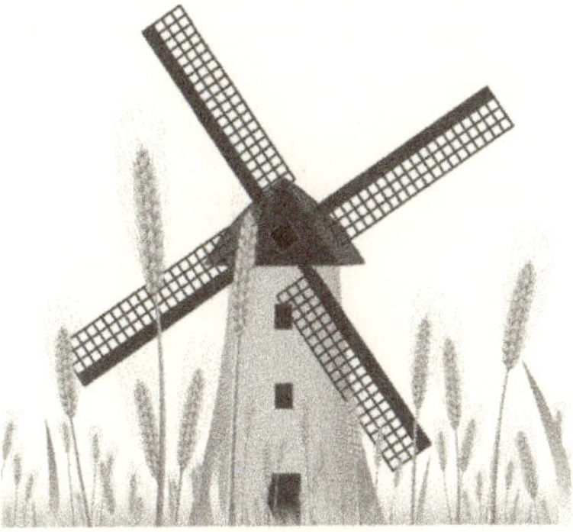

EN PRATIQUE

- *Privilégiez les aliments glucidiques ayant un IG bas ou moyen :* céréales complètes (pain, pâtes, couscous...), riz brun, quinoa... Pensez aussi aux légumineuses : lentilles, haricots, pois chiches...
- *Pour la saveur sucrée,* préférez les fruits aux desserts industriels, et choisissez-les en fonction de leur IG : agrumes, fruits rouges, pommes, poires...
- *Évitez les sucreries industrielles,* qui sont très riches en sucres à IG très élevé et parfois en matières grasses saturées.
- *Inscrivez toujours une petite portion de céréales complètes et/ou de légumineuses* à votre dîner, afin de fournir à votre cerveau ce dont il a besoin pour produire suffisamment de mélatonine.

Le magnésium : l'antistress n° 1

En matière de sommeil, il est une substance particulièrement importante dont, hélas, nous manquons trop souvent : le magnésium. C'est un minéral dont l'organisme fait une grande consommation, notamment dans les moments de tension nerveuse, de stress et de fatigue. Autant d'ennemis sournois des nuits sereines. D'ailleurs, les carences en magnésium se manifestent par de la nervosité, des crampes, une mauvaise résistance au stress et… des problèmes de sommeil !

Le magnésium assure le passage de l'influx nerveux entre les cellules du cerveau et des nerfs. C'est donc un carburant essentiel du système neuro-cérébral. Il contribue aussi à l'assimilation de nombreuses autres substances indispensables : le glucose qui fournit de l'énergie au cerveau ; le calcium et le phosphore qui participent également au bon fonctionnement de nos pensées et à la bonne gestion de nos émotions.

Les études montrent que plus de la moitié de la population française manque de magnésium. Pour améliorer votre sommeil, prenez les devants : privilégiez les aliments qui en contiennent et faites une cure de magnésium trois ou quatre fois par an.

EN PRATIQUE

- *Prenez l'habitude d'intégrer à votre alimentation quotidienne des aliments riches en magnésium :* des fruits secs (noix, noisettes, amandes...) ; des légumes secs (lentilles, haricots, pois chiches...) ; des pommes et des figues ; un peu de chocolat noir ; certaines eaux minérales.
- *En plus, à chaque changement de saison, faites une cure de compléments alimentaires à base de magnésium* (pendant trois à quatre semaines). Privilégiez ceux à base de magnésium d'origine naturelle, ou associés à de la vitamine B6 qui facilite son utilisation par les cellules.

Le calcium : votre allié n° 2

C'est le compagnon de route du magnésium. Le calcium n'agit pas seulement comme composant de notre structure osseuse. Il intervient également dans le fonctionnement du système nerveux, et par là même, il contribue à la qualité du sommeil. Le magnésium et le calcium fonctionnent ensemble, le premier facilitant l'assimilation du second. Le calcium intervient directement sur le sommeil en favorisant son apparition et en améliorant sa qualité. Les carences en calcium se manifestent, elles aussi, par de la nervosité et des troubles du sommeil.

Contrairement à une idée très répandue, les produits laitiers ne sont pas les seules sources de calcium. On en trouve dans de nombreux autres aliments.

EN PRATIQUE

- *On trouve du calcium en quantité importante dans les légumes verts* (épinards, brocolis, choux de Bruxelles, choux...). On en trouve aussi dans les sardines et le saumon en conserve (car on peut manger les arêtes) les céréales complètes, le soja fermenté (tofu)...
- *Pour bénéficier de cet apport, ne faites pas cuire vos légumes verts à l'eau* car le précieux minéral fuirait dans le liquide de cuisson. Préférez la cuisson à la vapeur ou à l'étouffée, ainsi que les potages.
- *Côté laitages, préférez les fromages frais et les yaourts demi-écrémés,* afin de ne pas trop charger votre organisme en graisses saturées qui encombrent les artères et favorisent l'excès de cholestérol.
- *Enfin, certaines eaux minérales sont plus riches en calcium que d'autres* (voir p. 98).
- *Sauf dans certains cas précis, il n'est pas nécessaire de prendre des compléments alimentaires* car notre alimentation est globalement assez riche en calcium, du moins en ce qui concerne le cerveau et le système nerveux.

Les vitamines du groupe B : à chacune son rôle

Parmi la vaste population des vitamines, le cerveau est particulièrement friand de celles appartenant au groupe B. Il s'agit d'un groupe de vitamines directement impliquées, pour la plupart, dans le fonctionnement du cerveau et du système nerveux.

- *La vitamine B1 et la B6* participent au bon état global du système nerveux.
- *La vitamine B3* contribue à la qualité de la circulation des influx nerveux entre les cellules des nerfs et du cerveau.
- *La vitamine B5* aide l'organisme à lutter plus efficacement contre les effets délétères du stress.
- *La vitamine B9* est particulièrement importante, car elle intervient directement dans la production des neurohormones indispensables au sommeil.

Pour bien dormir, il faut manger régulièrement des aliments qui contiennent ces précieuses vitamines. Heureusement, ce sont les mêmes qui fournissent déjà calcium, magnésium et parfois glucides lents* (voir p. 81 à 84). Attention : les complémentations en vitamines du groupe B sont parfois mal tolérées (troubles digestifs, vertiges, sensation de malaise). Mieux vaut les éviter, ou demander conseil à un médecin ou un pharmacien.

EN PRATIQUE

• *Les céréales complètes* constituent une bonne source de vitamines du groupe B. Vous pouvez donc les inclure dans le menu de votre dîner à double titre. C'est le cas également des légumes secs.
• *Les légumes verts à feuilles* (épinards, blettes, choux...), qui sont déjà une bonne source de calcium et de magnésium, contiennent aussi des vitamines du groupe B. Mangez-en régulièrement.
• *Il existe des compléments alimentaires « spécial sommeil »*, qui associent des nutriments indispensables (magnésium, calcium, vitamines...) et parfois des plantes. Si vous désirez en faire une cure (deux ou trois fois par an pendant trois semaines), choisissez un produit contenant des substances d'origine naturelle.

* On les nomme aujourd'hui « sucres intrinsèques », par opposition aux « sucres libres » que l'on qualifiait auparavant de « sucres rapides ».

Quelques oligo-éléments complémentaires

Les aliments que nous absorbons sont aussi nos fournisseurs d'oligo-éléments. On nomme ainsi des substances minérales ou métalliques que l'on trouve en très petite quantité dans les aliments. Malgré cela, ils sont indispensables à notre équilibre, notre santé et notre sommeil, car ils interviennent dans de très nombreuses opérations biochimiques.

- *Le manganèse* est indispensable à la sécrétion des hormones cérébrales impliquées dans le sommeil.
- *Le fer* est chargé d'apporter aux cellules l'oxygène dont elles ont besoin, pour fonctionner. Et les cellules du cerveau en sont particulièrement friandes.
- *Le cuivre* participe, avec le fer, à la prévention des troubles du sommeil.
- Enfin, *le lithium* est l'oligo-élément majeur de la régulation de l'humeur. Les carences en lithium sont source de déprime et de désordres émotionnels, lesquels ont un retentissement rapide sur le sommeil.

Un apport régulier en oligo-éléments constitue donc un paravent efficace contre les troubles du sommeil. Une alimentation fraîche et variée suffit, en principe, à nous fournir ces précieuses substances.

EN PRATIQUE

- *Tous les aliments contiennent des oligo-éléments.* On trouve du fer dans la viande rouge, mais aussi dans les légumes verts à feuilles (encore eux !) et dans les légumes secs. On trouve du cuivre dans les coquillages et les crustacés. Le manganèse est présent dans les céréales complètes et les fruits secs…
- *Ainsi, si vous avez une alimentation globalement variée, fraîche, et cuisinée de manière saine,* vous avez toutes les chances d'absorber les oligo-éléments dont votre cerveau a besoin pour que vous dormiez bien.

LES ENNEMIS À FUIR

Nos habitudes quotidiennes font parfois le lit des problèmes de sommeil. À côté des grandes règles d'une bonne alimentation anti-insomnies, veillez à ne pas abuser des ennemis du sommeil. Ils ne sont pas très nombreux, mais ils peuvent être très nocifs.

Le café

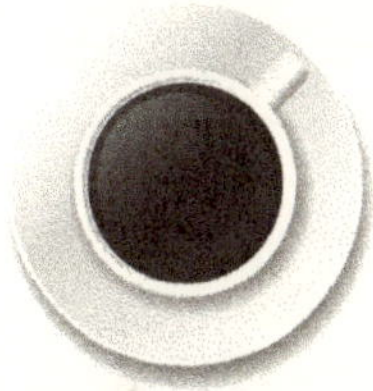

Il renferme une substance excitante, la caféine, qui stimule les neurones et peut perturber le sommeil si on en consomme de trop grandes quantités. Vous pouvez en boire une tasse au petit-déjeuner, ainsi qu'après le repas de midi. Mais évitez après 15 heures. Le thé renferme lui aussi une substance proche de la caféine, la théine, moins puissante mais tout de même excitante. Alors ne buvez pas de thé en fin de journée, après votre « five o'clock ».

L'alcool

Il est aussi à consommer avec modération. Même si un verre de vin ou d'apéritif apporte une détente nerveuse rapide, celle-ci peut se transformer en hyperexcitation cérébrale dès qu'on augmente les doses.

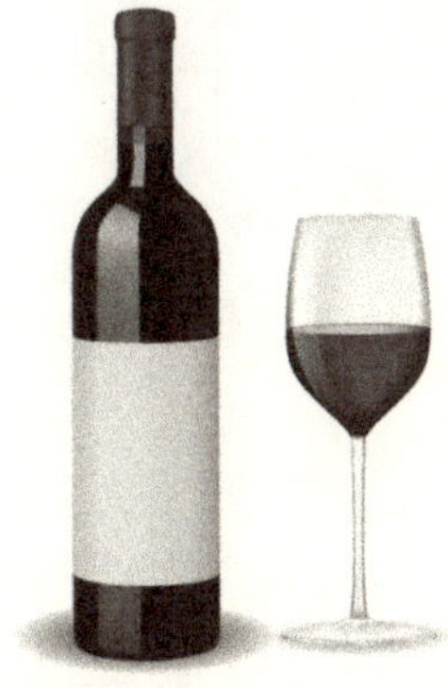

Le tabac

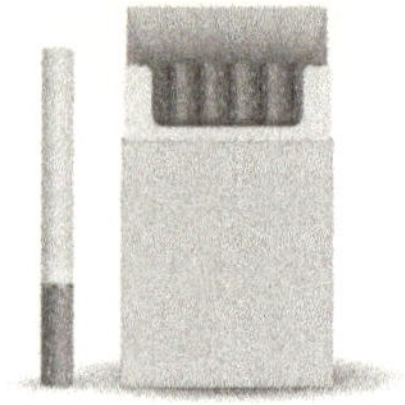

Il agit de la même manière que l'alcool : si une cigarette apaise sur le moment, la consommation régulière de tabac exerce un effet inverse et crée une hyperstimulation cérébrale qui perturbe le sommeil.

Les suppléments de vitamine C

Enfin, si vous prenez des suppléments de vitamine C, choisissez-la toujours d'origine naturelle (acérola, cynorrhodon…) car celle d'origine synthétique peut aussi perturber le sommeil, surtout si on la consomme après 16 heures.

L'idéal est, bien sûr, de s'abstenir de consommer ces ennemis du sommeil. Mais il n'est pas toujours facile de mettre un terme aux mauvaises habitudes. Alors faites au moins en sorte de ne pas en abuser.

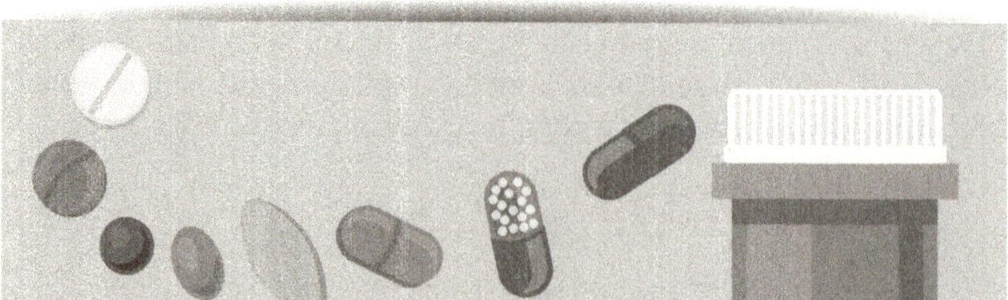

EN PRATIQUE

• *En ce qui concerne le café,* ne dépassez pas trois tasses par jour et choisissez de l'arabica, car il contient moins de caféine que le robusta. À savoir : les cafés préparés à la machine à pression (expresso) renferment moins de caféine que ceux lentement distillés dans les cafetières traditionnelles, même s'ils sont plus forts en saveur.

• *Évitez les alcools forts et les apéritifs.* Contentez-vous d'un ou deux verres de bon vin rouge par jour, que vous boirez au moment des repas.

• *Le tabac* est le plus néfaste de tous ces ennemis, et pas seulement au niveau du sommeil. Si vous devez faire un effort particulier, focalisez-vous sur lui. Si vous ne pouvez vraiment pas vous arrêter de fumer, essayez de descendre en dessous de cinq cigarettes par jour.

• *Enfin, pour ce qui est de la vitamine C,* consommez de préférence celle extraite de l'acérola ou du cynorhodon, deux petits fruits impropres à la consommation mais qui contiennent des quantités exceptionnelles de vitamine C naturelle à partir de laquelle on fabrique des pastilles à croquer tout à fait inoffensives pour le sommeil.

QUELQUES ALIMENTS « SPÉCIAL SOMMEIL »

Les anchois frais : protéines et oméga 3

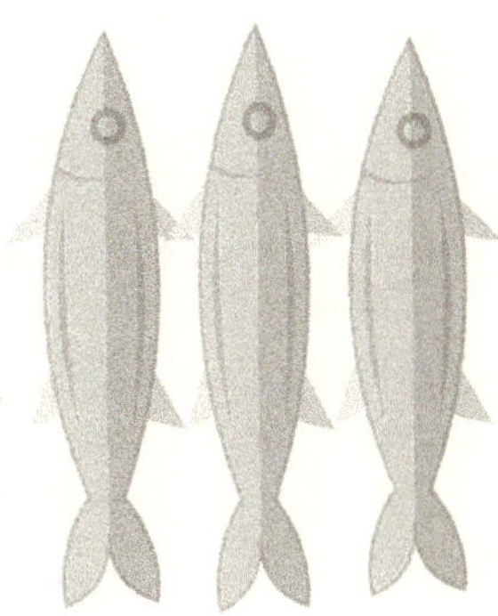

On a tellement l'habitude de les consommer conservés dans l'huile ou la saumure, qu'on oublie à quel point ces petits poissons de mer sont délicieux lorsqu'ils sont frais, et faciles à cuisiner. En plus, ils apportent au cerveau une foule de bonnes choses qui favorisent le sommeil : des protéines contenant tous les acides aminés indispensables (y compris un peu de tryptophane), des oméga 3, des minéraux (cuivre, fer, calcium, magnésium…), des vitamines du groupe B.

EN PRATIQUE

• *Comme ils sont fins, les filets d'anchois frais sont faciles à préparer en marinade*, avec du jus de citron et un peu d'huile d'olive.
• *Vous pouvez aussi les faire griller au four* sur un lit de gros sel, ou les cuisiner avec une sauce tomate.
• *Si vous utilisez des anchois au sel*, rincez-les très soigneusement sous un filet d'eau froide. S'ils sont à l'huile, égouttez-les.
• *Avec une petite portion de céréales complètes et de légumes verts*, ils forment un excellent dîner pour préparer au sommeil.

La carotte : glucides et minéraux

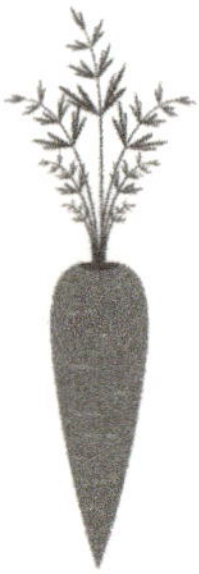

Autrefois, on disait qu'elle rendait aimable. De fait, la carotte fournit un large éventail de nutriments bénéfiques au sommeil : des glucides d'abord (d'où sa saveur légèrement sucrée), des minéraux (calcium et magnésium en tête), des vitamines du groupe B, plus quelques antioxydants (dont le bêta-carotène) qui protègent cerveau et système nerveux contre l'accélération du vieillissement cellulaire.

EN PRATIQUE

• *L'IG de la carotte augmente avec la cuisson*, et plus encore avec le mixage. Alors préférez les carottes râpées à la purée de carotte.
• *Lorsque vous cuisinez ce légume*, préparez-le plutôt à l'étouffée afin de bénéficier de tous ses nutriments, et ne le cuisez pas trop longtemps (préférez-la *al dente*).
• *Au dîner*, accompagnez vos carottes d'une protéine animale riche en tryptophane (œuf, filet de poulet ou de dinde), d'un fruit frais et d'un yaourt.

La dinde : le plein de tryptophane

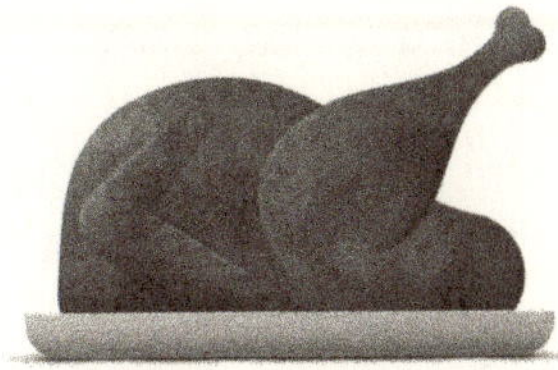

C'est l'une des viandes les plus riches en tryptophane, cet acide aminé indispensable à votre cerveau pour fabriquer la sérotonine et la mélatonine. La dinde est aussi une viande peu grasse (environ 4 grammes pour 100 grammes dans le filet ou le rôti). La dinde renferme également des minéraux et des oligo-éléments, certes en petite quantité, mais associés à ceux des autres aliments, ils jouent tout de même leur rôle.

EN PRATIQUE

- *Cuisinez vos filets de dinde à la vapeur ou en papillote au four.* Les rôtis se cuisent simplement au four.
- *Coupés en dés,* ces morceaux peuvent se préparer comme n'importe quelle viande blanche, à l'étouffée avec des légumes par exemple. Quant aux fines aiguillettes, vous pouvez les poêler avec un peu d'huile d'olive.
- *Associez votre dinde à des légumes verts,* riches en minéraux (des épinards par exemple), et une portion de pâtes ou de couscous complets avec un filet d'huile de noix. Délicieux !

La laitue : du lactucarium, entre autres...

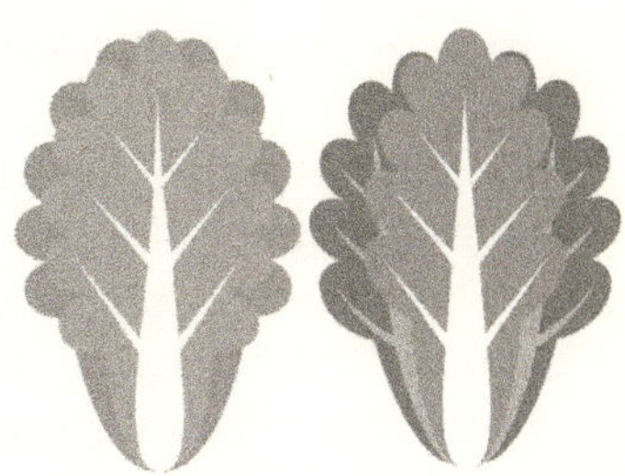

C'est la grande championne en termes d'alimentation pro-sommeil. La laitue n'est pas seulement une décoration de plat ou un petit « plus » pour faire glisser le repas avant le dessert. C'est un légume à part entière, souvent sous-estimé. Pour un apport énergétique très faible (14 calories pour 100 grammes), elle fournit pas mal de nutriments qui favorisent le sommeil : vitamines du groupe B, magnésium, calcium... En plus, sa richesse exceptionnelle en fibres lui confère un fort pouvoir rassasiant, ce qui est intéressant pour le repas du soir car elle « cale » sans alourdir la digestion. En plus, et ce n'est pas la moindre de ses qualités, elle renferme une substance exceptionnelle, le lactucarium, à l'effet directement sédatif et hypnotique.

Problème : les salades cultivées de manière trop intensive n'en contiennent plus beaucoup. Alors, pour être sûr que vos laitues en renferment, préférez le magasin bio ou le marché local. Un indice : lorsque vous cassez une grosse côte blanche, une substance laiteuse doit couler. C'est elle qui renferme le précieux lactucarium.

EN PRATIQUE

- *Tout est bon dans la laitue :* les feuilles les plus vertes sont les plus riches en minéraux ; les grosses côtes blanches sont de véritables réserves en lactucarium. Alors ne jetez rien !
- *Crue,* assaisonnez-la à l'huile de noix ou de sésame, c'est délicieux.
- *Vous pouvez aussi la faire doucement mijoter* à l'étouffée dans un peu d'huile d'olive avec une gousse d'ail.
- *Avec une protéine riche en tryptophane* (des œufs, de la volaille...), un petit bol de riz brun et des pommes au four, vous aurez un dîner très propice au sommeil.

Les moules : championnes des oligo-éléments

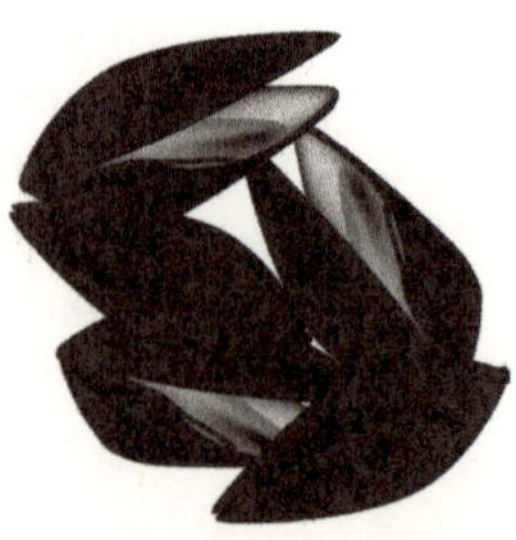

Comme tous les mollusques et les crustacés, les moules renferment des protéines complètes, contenant tous les acides aminés essentiels, à commencer par le tryptophane. Elles fournissent en plus des minéraux (calcium, magnésium, zinc...), des oligo-éléments (cuivre, sélénium, fer...) et des vitamines du groupe B. Plus une petite quantité de matières grasses de très bonne qualité. S'ajoute à cela la présence de lithium qui favorise l'apaisement mental et le sommeil.

EN PRATIQUE

- *Si vous êtes sûr que vos moules sont bien fraîches, dégustez-les crues,* comme des huîtres, arrosées d'un jus de citron et accompagnées de pain complet légèrement beurré.
- *Lorsque vous les faites cuire, éliminez systématiquement celles qui ne se sont pas ouvertes à la chaleur* afin d'éviter tout risque d'intoxication. Osez une préparation avec un peu de crème fraîche légère (pour le tryptophane) et des herbes aromatiques apaisantes (marjolaine, aneth...).
- *Avec une assiette de pâtes complètes,* vos moules cuites formeront un vrai plat pro-sommeil pour votre dîner. Allez : une pomme, un yaourt et au lit !

L'oignon : quercétine et minéraux

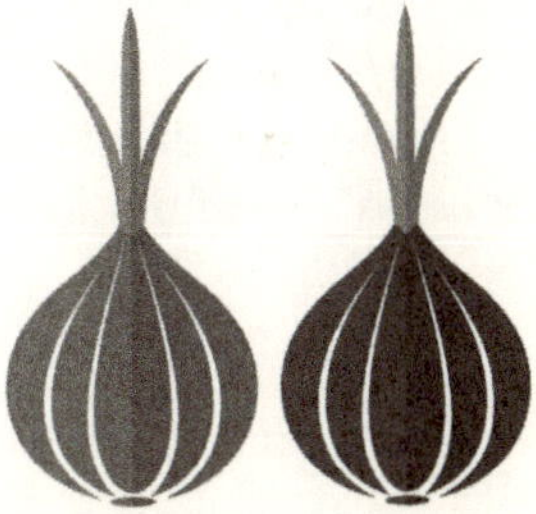

Comme la laitue, l'oignon est souvent considéré comme un simple accompagnement, voire un aromate qui ne sert qu'à relever les plats. Pourtant, l'oignon est un vrai légume bourré de vertus. Rouge, jaune ou blanc, il renferme des glucides (votre cerveau en a besoin), des minéraux (calcium, magnésium...) et un peu de vitamines du groupe B. Et surtout, il fournit de la quercétine, une substance de la famille des antioxydants naturellement sédative. Les oignons rouges sont plus sucrés, les blancs plus piquants, les jaunes plus neutres. À vous de choisir !

EN PRATIQUE

• *Vous pleurez beaucoup lorsque vous épluchez des oignons ?* Procédez sous un filet d'eau tiède, ou passez-les 10 minutes au congélateur avant. Dans les deux cas, vous bloquerez les émanations de gaz irritant qui se manifestent lorsqu'on les coupe.
• *Essayez la salade d'oignons rouges,* égayés de quelques dattes, avec un peu d'huile de noix et de vinaigre de cidre.
• *Vous pouvez aussi faire cuire vos oignons à l'étouffée* avec un peu d'huile d'olive, très doucement, une branche de thym et de romarin, voire quelques filets d'anchois à l'huile ajoutés en toute fin de cuisson. Et pourquoi pas des oignons farcis à la volaille hachée, cuits au four ? Ce ne sont pas les idées qui manquent…
• *Avec un poisson gras* (saumon, sardines…) et un petit bol de quinoa, votre dîner sera parfait.

La pomme : idéale pour le dessert du soir

Comme l'oignon, la pomme renferme de la quercétine à l'effet apaisant. Un bon point, qui s'ajoute à ses glucides à IG bas et à ses minéraux variés (dont calcium et magnésium). Riche en fibres, la pomme est très rassasiante tout en étant digeste, ce qui est très pratique si l'on veut éviter d'avoir faim lorsqu'on s'endort un peu tard.

EN PRATIQUE

- *Il existe de nombreuses variétés de pommes*, certaines très douces, d'autres plus acides. À vous de choisir.
- *S'il est un fruit qu'il faut acheter bio, c'est bien la pomme.* Car une grande partie de ses nutriments bénéfiques (notamment la quercétine) se trouve dans la peau, qui concentre en même temps les polluants. Alors pour pouvoir manger vos pommes avec la peau, il vaut mieux qu'elles n'aient pas été traitées, ni pendant la culture, ni après la récolte.
- *Vous pouvez les déguster en version salée* : en petits cubes dans les salades composées, cuites en accompagnement d'une viande blanche ou d'une volaille…
- *En version sucrée, croquez-la simplement* ou faites-la cuire au four avec un peu de cannelle. Elle constitue un excellent dessert pour un repas du soir qui favorise la détente et le sommeil.

La noix : un goûter sur mesure

Elle tire ses vertus de ses nombreux acides gras insaturés (notamment des oméga 3) indispensables à la fluidité des parois neuronales, et de sa richesse en minéraux, particulièrement le magnésium et le calcium. Elle renferme aussi des vitamines du groupe B et de la vitamine E qui fait partie des antioxydants majeurs (un petit bonus pour protéger le cerveau contre le vieillissement). Un petit aliment hyper-pratique, bien à l'abri dans sa coque épaisse qui la protège de l'oxydation et de la déperdition nutritionnelle.

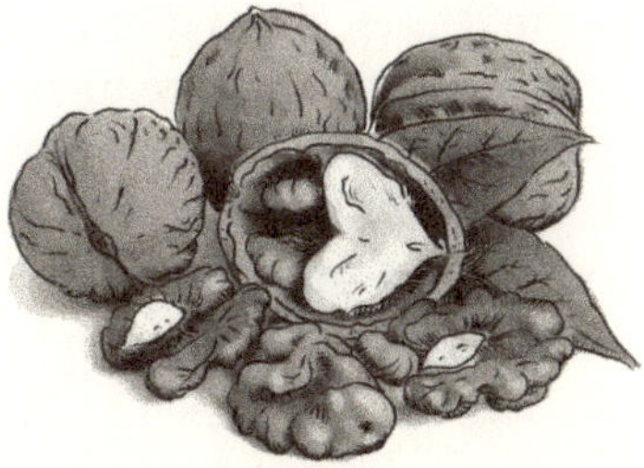

EN PRATIQUE

- *Pour choisir vos noix,* regardez-les d'abord : la coque doit être blonde, sans marque de moisissure. Puis écoutez le bruit qu'elles font quand vous les agitez. Si elles sonnent creux, c'est qu'elles ne sont pas très remplies, voire déjà desséchées.
- *Une petite poignée de noix constitue un excellent goûter,* lorsqu'on a une petite faim en fin d'après-midi. Aux repas, intégrez-la dans vos salades salées et sucrées ou saupoudrez des cerneaux brisés sur vos légumes à l'étouffée.
- *Pour un bon dessert du soir :* un yaourt (voir ci-dessous), une petite cuillerée de miel pour les glucides et quelques noix.

Le yaourt : digeste, équilibré et équilibrant

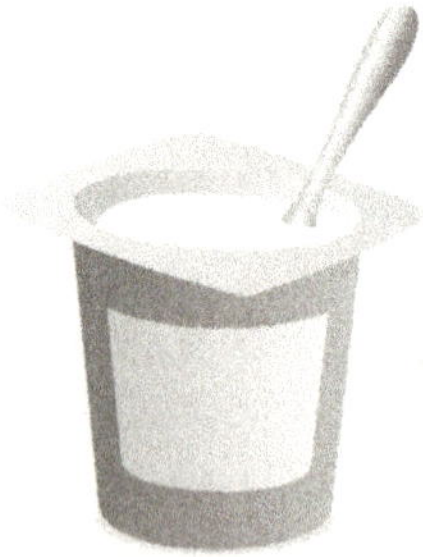

Une très ancienne tradition populaire recommande de boire un verre de lait avant de se coucher pour bien dormir. Comme beaucoup de gestes ancestraux, celui-ci est fondé sur une réalité car le lait contient des substances qui aident à bien dormir. D'abord, du calcium dont nous avons vu l'action sur le stress et la tension nerveuse, un peu de magnésium et des vitamines du groupe B. Ensuite, et c'est le plus important, le lait contient pas mal de tryptophane. Tous ces nutriments se retrouvent dans le yaourt, qui se révèle beaucoup plus digeste que le lait, notamment pour tous ceux qui ont du mal à assimiler le lactose.

En plus, des recherches de plus en plus nombreuses mettent en lumière un fait nouveau : la « santé » des bactéries qui peuplent notre intestin semble avoir un impact sur notre résistance au stress et à la dépression, ce qui a un retentissement direct sur la qualité du sommeil. Or, le yaourt renferme un grand nombre de bactéries bénéfiques qui contribuent à l'équilibre et à la qualité de notre microbiote intestinal.

EN PRATIQUE

- *Entiers ou allégés, les yaourts ne vous veulent que du bien* tant qu'ils sont « nature ». Si vous consommez des yaourts aux fruits ou aromatisés, faites attention à la quantité de sucre qu'ils contiennent (lisez bien les étiquettes).
- *Pensez aux sauces au yaourt pour vos salades :* avec un jus de citron ou un peu de vinaigre de cidre, une cuillerée d'huile de noix, d'olive ou de sésame, et éventuellement un peu de sauce de soja.
- *Vous pouvez remplacer la crème fraîche par du yaourt* pour donner du moelleux à vos purées de légumes (courgettes, haricots verts...) ou à vos légumes vapeur (épinards, blettes...).
- *Enfin, en dessert, sucrez légèrement vos yaourts,* de préférence avec un édulcorant naturel à IG bas ou moyen (sucre de fleur de coco, sirop d'agave...).
- *Ajoutez un peu de pomme râpée et quelques cerneaux de noix,* et vous aurez une fin de repas parfaite pour garantir la qualité de votre nuit.

L'eau : pour nettoyer et reminéraliser

Un organisme encrassé fonctionne moins bien, de la même manière qu'une chaudière tire mal lorsqu'elle est encombrée de suie. Toutes nos fonctions s'en ressentent, à commencer par le sommeil qui devient plus léger et fragile. Pour nettoyer régulièrement votre organisme et le débarrasser de ses déchets accumulés, il faut avant tout boire suffisamment d'eau.

Toutes nos cellules baignent dans un milieu liquide où elles puisent leur nourriture et rejettent leurs déchets. L'eau que nous buvons permet de renouveler régulièrement ce liquide et d'évacuer les déchets qu'il contient. Ceux-ci sont ensuite éliminés par l'urine et, éventuellement, par la transpiration lorsqu'il fait chaud ou qu'on pratique une activité physique.

Cependant, l'eau que nous buvons possède d'autres vertus. Elle constitue notamment une source importante de minéraux indispensables, notamment le calcium et le magnésium. C'est pourquoi il faut non seulement boire suffisamment d'eau, mais aussi bien choisir celle que l'on consomme.

EN PRATIQUE

- *Il est généralement conseillé de boire un litre et demi d'eau par jour.* C'est une moyenne, pas une norme. En fait, chaque personne possède un métabolisme particulier, plus ou moins gourmand en eau. Une chose est sûre : il faut boire régulièrement, tout au long de la journée, et surtout avant d'avoir soif. La soif est un signal indiquant que l'organisme est en manque d'eau, ce qui perturbe déjà ses fonctions. On estime qu'il ne faut pas descendre en dessous d'un litre par jour, mais certaines personnes peuvent avoir besoin de deux litres. Ces besoins sont augmentés par la chaleur (en été) ou par l'exercice physique.
- *Vous pouvez boire couramment de l'eau du robinet* si elle est bonne dans votre région, ou de l'eau en bouteille faiblement minéralisée (Évian, Volvic, Eaux de source...).
- *Une fois par trimestre, pendant un mois, remplacez cette eau courante par une eau minérale riche en calcium et surtout en magnésium* (Hépar, Rozana...). Vous améliorerez ainsi, tout en douceur, votre apport de minéraux indispensables au sommeil.

Les épices et les aromates

On l'oublie trop souvent : les épices et les aromates, outre leur large gamme de saveurs, sont de vraies plantes médicinales largement utilisées en phytothérapie traditionnelle. Certaines ont des vertus intéressantes pour favoriser un sommeil de qualité. En voici quelques-unes.

- **La noix de muscade** est apaisante. En faisant baisser le niveau de stress, elle prépare au sommeil.

- **Les graines de pavot** renferment de petites quantités de substances légèrement soporifiques qui calment la nervosité (rassurez-vous, elles ne proviennent pas des mêmes variétés de pavot qui servent à produire l'opium !).
- **Le safran** est antispasmodique et sédatif.
- **Le cumin,** légèrement tranquillisant, calme les gênes intestinales qui peuvent parfois perturber le sommeil.
- **La marjolaine** possède une forte action calmante qui favorise l'endormissement.
- **Le basilic** est à la fois digestif (excellent lorsqu'on a un peu exagéré au repas du soir) et sédatif.
- **La lavande** est connue depuis des siècles pour son action apaisante. Elle accompagne très bien les desserts.
- **La mélisse** est, à elle seule, un vrai cocktail antistress. Elle sait à la fois stimuler l'énergie et apaiser la tension nerveuse. En plus, elle favorise la digestion, ce qui ne gâte rien.
- **La fleur d'oranger** fait partie des grands calmants naturels. Tout en douceur, elle abaisse la tension nerveuse et favorise le sommeil. Ce n'est pas un hasard si, dans la tradition des pays du Maghreb, on en met dans le biberon des bébés.

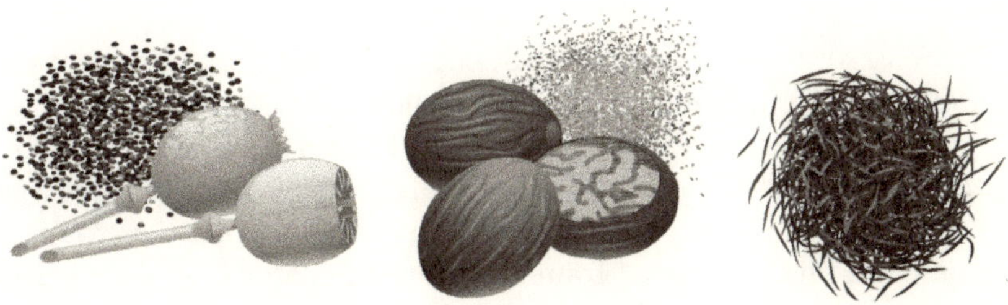

EN PRATIQUE

• *En cuisine, les aromates et les épices sont comme des couleurs pour un peintre*. Laissez aller votre créativité, osez des mélanges innovants. Tout ce que vous risquez, c'est un échec gustatif de temps en temps, mais pour tant de réussites...
• *Les épices (le safran, le cumin, la muscade) et les aromates ligneux (qui ont des tiges épaisses comme du bois)* doivent être ajoutés en début de cuisson car c'est la chaleur qui leur permet de dégager leur parfum.
• *Les aromates frais*, comme le basilic, le persil ou la coriandre, ne doivent pas être cuits car la chaleur altère leur goût. Il suffit de les ajouter, fraîchement ciselés, en fin de cuisson.

ÉQUILIBREZ VOS REPAS

Une alimentation pro-sommeil ne consiste pas seulement dans une collection de bons aliments apportant les nutriments essentiels. Encore faut-il organiser les repas de manière à ce que l'apport en nutriments soit adapté au timing de votre corps.

Au petit-déjeuner

Efforcez-vous d'intégrer des protéines dans votre premier repas de la journée. Vous limiterez tout naturellement, sans faire d'effort, la quantité de sucres à IG élevé (confiture, céréales industrielles...). Vous stimulerez ainsi la production des neurotransmetteurs responsables de l'éveil et de l'activité intellectuelle, ce qui vous évitera les coups de pompe de fin de matinée. Toute cette fatigue économisée vous garantira une journée plus active et un sommeil plus reposant le soir venu. Côté boisson, privilégiez le thé et le café, voire les tisanes tonifiantes (gingembre, cynorrhodon...) mais évitez le lait chocolaté sucré. Si vous avez l'habitude de commencer la journée avec cette boisson chaude, préférez du cacao pur que vous sucrerez avec un édulcorant à IG bas (sucre de fleur de coco, sirop d'agave...).

Au repas de midi

Contentez-vous d'intégrer à votre déjeuner les principales catégories d'aliments : une protéine (viande, poisson ou association de céréales complètes et de légumineuses en proportion de 2/3 des premières pour 1/3 des secondes), une portion de céréales complètes (pain, pâtes, riz...), une portion de légumes et un fruit.

Au goûter

Si vous avez l'habitude de prendre un en-cas dans l'après-midi, attendez quatre heures après votre déjeuner (si vous n'y arrivez pas, c'est que votre repas de midi était trop léger). Privilégiez les aliments qui apportent des nutriments essentiels au système nerveux, histoire d'éviter tout risque de fatigue nerveuse : des noix ou des amandes, ou une barre de chocolat noir peu sucré, avec un fruit et une tranche de pain complet.

Au repas du soir

Il doit être suffisamment copieux pour éviter l'envie de grignoter juste avant de se mettre au lit, mais très digeste afin de ne pas perturber l'endormissement. C'est le moment d'intégrer les amis du sommeil : de la laitue, des épices, des aromates apaisants... Mangez aussi une portion raisonnable de céréales complètes pour les glucides, et une protéine riche en tryptophane. Et pour le dessert, un yaourt ou un dessert lacté maison (pas trop sucré).

PRENEZ VOTRE TEMPS !

- *Pour les trois principaux repas (y compris le petit-déjeuner), fuyez les prises alimentaires rapides, sur le pouce.* Il faut au moins 20 minutes pour que les messages de la satiété atteignent votre cerveau. Si vous mangez très vite, vous risquez fort de manger trop en quantité et en qualité (notamment au niveau des graisses et des sucres).
- *C'est particulièrement important pour le repas du soir,* qui doit être très rassasiant tout en restant facile à digérer. Le trio quantité/qualité/temps est le meilleur garant d'un dîner qui favorise le sommeil.

CHAPITRE 4
LES PLANTES DES NUITS SEREINES

Depuis des millénaires, les hommes ont cherché dans le monde végétal des solutions aux problèmes de sommeil. De nombreuses plantes médicinales ont une action apaisante, calmante, voire carrément somnifère. Ces vertus sont liées à certains principes actifs qui, dans la plante, sont associés à plusieurs dizaines, voire plusieurs centaines, d'autres composants participant à l'assimilation de l'ingrédient principal. C'est ce qui explique que les médicaments conçus en imitant les principes actifs des plantes soient souvent moins bien tolérés et entraînent des effets secondaires absents dans la plante d'origine.

Cela ne signifie pas que les plantes médicinales soient inoffensives. Loin de là ! Comme tout produit actif, il faut les utiliser avec précaution. Mais certaines d'entre elles sont tout à fait compatibles avec une automédication quotidienne. C'est le cas des plantes que vous allez découvrir dans les pages qui suivent.

Obtenues le plus souvent après distillation des plantes à la vapeur, les huiles essentielles sont d'un maniement plus délicat. Il faut dire que les principes actifs de la plante d'origine y sont concentrés jusqu'à 200 fois. C'est dire si leur effet est puissant. C'est pourquoi vous ne trouverez pas ici de recettes conseillant des huiles essentielles par voie orale. Mais vous pourrez les diffuser dans la maison (principalement la chambre à coucher), les ajouter dans l'eau de votre bain ou les utiliser pour des massages.

Dans tous les cas, plantes et huiles essentielles ont, chacune, une sphère d'action particulière. Toutes apaisent et calment la nervosité pour préparer au sommeil, mais, en plus, celle-ci facilite l'endormissement alors que celle-là soulage la digestion ou que telle autre aide à passer le cap délicat de la ménopause. À vous de choisir, parmi les propositions qui suivent, les plantes et les huiles essentielles qui vous semblent convenir le mieux à votre cas.

À L'HEURE DE LA TISANE

Les plantes médicinales sont aujourd'hui disponibles sous diverses formes : gélules de plante séchée, ampoules d'extraits liquides, teinture-mère (macération dans l'alcool)... Cependant, la bonne vieille tisane reste très intéressante pour soulager les problèmes de sommeil,

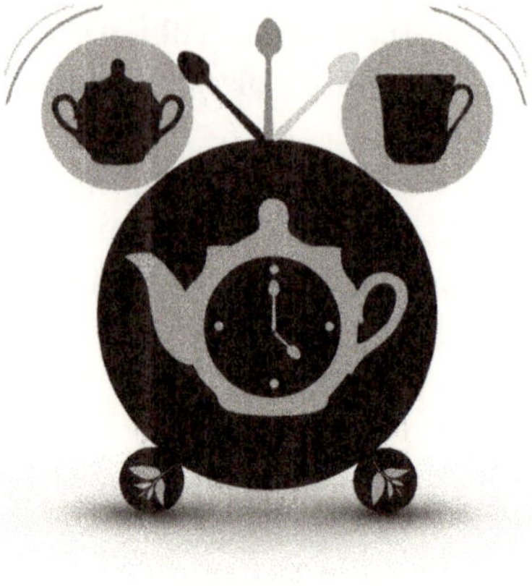

car elle cumule l'effet de la plante elle-même et celui du rituel que l'on peut mettre en place, le soir, après le dîner, pour préparer le mental au sommeil. Lorsque les plantes sont facilement disponibles en vrac et que leur saveur est agréable, c'est la formule la mieux adaptée. Le reste du temps, les autres conditionnements conservent leur efficacité.

Comment préparer une tisane ?

Selon la partie utilisée, et la rigidité de ses parois cellulaires, il faudra simplement plonger la plante dans l'eau bouillante, ou la faire frissonner plus ou moins longtemps à petit feu. Dans le premier cas, on parle d'infusion, dans le second, de décoction.

POUR UNE INFUSION

Faites chauffer 20 à 25 cl l'eau dans une casserole ou une bouilloire. Dès qu'elle frémit, versez-la sur la quantité de plante indiquée (en général de l'ordre de la cuillerée à café ou à soupe) et laissez infuser entre 5 et 10 minutes avant de filtrer. Buvez chaud, de préférence nature, ou très légèrement sucrée avec un édulcorant naturel à IG bas (sucre de fleur de coco, sirop d'agave…).

Plus la partie de la plante utilisée est fragile, plus le temps d'infusion sera court. Des fleurs ou des sommités fleuries peuvent se contenter de 5 minutes pour diffuser leurs principes actifs, des feuilles demanderont 7 à 10 minutes selon leur épaisseur.

POUR UNE DÉCOCTION

Placez les parties fermes de la plante (souvent des branches ou des racines), séchées et découpées en petits morceaux, dans 20 à 25 cl d'eau froide. Amenez à ébullition, puis baissez le feu et laissez frissonner entre quelques secondes et plusieurs minutes, selon les cas. Puis filtrez et buvez de préférence nature, ou très légèrement sucrée avec un édulcorant naturel à IG bas (sucre de fleur de coco, sirop d'agave…).

SUR L'INSTANT, OU À L'AVANCE ?

En règle générale, il vaut mieux concocter votre tisane sur l'instant. Elle y gagne en saveur et en efficacité. En plus, la préparation en elle-même s'intégrera au rituel si vous la buvez chaude, après le dîner.

Cependant, certaines décoctions sont longues à préparer. Si vous devez en boire plusieurs fois par jour, vous pouvez prévoir de faire un litre de tisane le matin, puis la conserver au réfrigérateur dans un flacon bien bouché, pendant une journée maximum. Si vous ne la buvez pas nature, sucrez-la au moment de la déguster.

La valériane : pour lutter contre l'anxiété chronique

Déjà, au XVIIe siècle, la médecine traditionnelle prescrivait cette plante pour soigner les manifestations de l'anxiété extrême. À l'époque, on parlait d'hystérie ou de mélancolie. Aujourd'hui, on évoque plutôt le stress et l'angoisse diffuse. Il n'en reste pas moins que la valériane est très efficace sur le plan de l'apaisement nerveux, ce qui a un retentissement rapide sur le sommeil lorsque le problème est lié à la nervosité (ce qui est très fréquent).

EN PRATIQUE

La valériane se prépare en décoction : comptez 1 cuillerée à soupe rase de racines séchées et découpées pour 25 cl d'eau froide, amenez à ébullition, laissez frissonner 2 à 3 minutes puis faites infuser 5 minutes. Filtrez et buvez deux tasses par jour, après les principaux repas.

La saveur n'étant pas très agréable, vous pouvez la mélanger avec une plante plus douce (mélisse par exemple), ou la sucrer avec un peu de sucre de fleur de coco. Vous pouvez aussi opter pour la valériane en gélules si la préparation vous semble trop longue et le goût trop prononcé.

Ne poursuivez pas le traitement plus de 10 jours d'affilée sans avis médical, car cette plante est très puissante.

La marjolaine : apaisante et hypnotique

Cette petite plante aromatique, qui pousse dans le bassin méditerranéen, fait partie de la même famille que l'origan. Dans la Grèce antique, on plantait de la marjolaine sur les tombes pour que les esprits des défunts reposent en paix. Elle a la même fonction pour les vivants qui la consomment : elle apaise la tension nerveuse et son action légèrement hypnotique favorise directement le sommeil. En plus, elle améliore la digestion, ce qui ne gâte rien lorsque des gênes risquent de perturber l'endormissement après un dîner un peu trop copieux ou arrosé.

EN PRATIQUE

La marjolaine se consomme en infusion de sommités fleuries. Comptez 10 grammes de plante (environ 2 cuillerées à soupe rase) pour 25 cl d'eau bouillante. Laissez infuser 7 minutes, puis filtrez. Buvez chaud. La saveur est agréable et elle n'a pas besoin d'être sucrée.

Buvez un bol de tisane après le repas du soir et juste avant de vous mettre au lit. L'effet est généralement rapide. On trouve aussi cette plante en gélules.

Le millepertuis : contre les troubles du sommeil liés à la déprime

Le blues, les idées noires, les soucis que l'on ressasse à longueur de nuit sont des ennemis majeurs du sommeil. L'insomnie est, d'ailleurs, l'un des signes de la déprime latente, voire de la véritable dépression. Autrefois, cette plante était utilisée dans les rites d'exorcisme pour « chasser les démons ». C'est ce qu'elle fait encore de nos jours, en nous débarrassant de nos démons intérieurs lorsqu'ils envahissent tout notre espace psycho-émotionnel, au point de perturber gravement notre sommeil.

L'effet du millepertuis est dû à l'un de ses composants principaux, l'hypéricine. Selon sa concentration, la préparation apaisera simplement les troubles de l'humeur, ou sera capable de soulager les déprimes plus profondes. Attention : les produits chargés en hypéricine sont incompatibles avec de nombreux traitements médicamenteux. Ils ne doivent pas, notamment, être associés aux antidépresseurs chimiques. En plus, le millepertuis fortement dosé peut induire des effets paradoxaux chez certaines personnes, provoquant une aggravation des symptômes. C'est pourquoi il vaut mieux consulter un médecin si vous êtes sous traitement ou si vous constatez des effets inattendus.

EN PRATIQUE

Pour améliorer le sommeil lorsqu'il est perturbé par les idées noires, l'infusion est suffisante. Comptez 1 cuillerée à soupe rase pour 20 cl d'eau bouillante et laissez infuser 10 minutes. Si vous trouvez la saveur pas très agréable, sucrez avec un peu de sirop d'agave. Buvez trois tasses par jour, la dernière au coucher.

Si votre déprime est bien ancrée et que la simple tisane ne suffit pas, optez pour la teinture-mère (macération dans l'alcool) à raison de 40 gouttes dans un verre d'eau, trois fois par jour, ou les gélules (en suivant les indications du fabricant).

La passiflore : pour restaurer des nuits sereines

Originaire d'Amérique du sud, cette plante grimpante envahit rapidement les alentours lorsqu'elle dispose d'une quantité suffisante d'eau et de soleil. Elle a été introduite en Europe au XVIIe siècle. Depuis, elle s'est assuré une belle présence dans les jardins comme sur les rayonnages des herboristeries. Sa jolie fleur blanche, dont le pistil violet évoque les clous qui immobilisèrent Jésus sur la croix, possède des vertus à la fois hypnotiques et apaisantes. La tension nerveuse n'y résiste pas, et le sommeil n'a plus de mal à vous prendre dans ses filets.

EN PRATIQUE

Elle se consomme en infusion. Comptez 2 cuillerées à café rases pour 20 cl d'eau bouillante, et laissez infuser 10 minutes avant de filtrer. Buvez deux tasses par jour (pas plus), la dernière juste avant le coucher. Sucrez si besoin avec un peu de sucre de fleur de coco ou de sirop d'agave.

À trop fortes doses, elle peut provoquer des maux de tête. Si cela vous arrive, diminuez les doses. On trouve aussi de la passiflore en gélules.

La camomille : même pour les petits

Il en existe plusieurs variétés. Pour améliorer le sommeil choisissez la camomille romaine (et non allemande). Toutes deux sont antispasmodiques, digestives et apaisantes, mais la première est plus efficace que la seconde et surtout plus agréable au goût. Son action très douce permet de la donner même aux enfants. Elle calme la nervosité et permet un endormissement plus rapide et plus serein.

EN PRATIQUE

Elle se consomme en infusion. Comptez 1 cuillerée à soupe (environ 5 fleurs séchées) pour 20 cl d'eau bouillante, et laissez infuser 7 à 8 minutes avant de filtrer. Buvez deux tasses par jour, dont une après le repas du soir. Elle n'a pas vraiment besoin d'être sucrée. Pour les enfants, diminuez la dose de moitié.

Si vous prévoyez un dîner plus copieux, gras et arrosé que d'habitude, buvez une tasse avant le repas, et une autre après. La digestion ne devrait pas perturber votre sommeil.

Le tilleul : il est bon pour tous !

Ce grand arbre majestueux diffuse son ombre apaisante sur les terrasses des vieux mas provençaux. Mais, comme il est plutôt adaptable, on le trouve aussi dans d'autres régions de France, jusqu'aux plus nordiques. Et c'est sous tous les cieux que ses fleurs délivrent leur effet délicatement apaisant, antistress et légèrement hypnotique. Un triptyque idéal pour entretenir, tout en douceur, la qualité de vos nuits.

EN PRATIQUE

Pour préparer une infusion, comptez 1 cuillerée à café pour 20 cl d'eau bouillante. Laissez infuser 7 à 8 minutes avant de filtrer. Inutile de sucrer car sa saveur est assez agréable. Vous pouvez boire jusqu'à 4 tasses par jour, dont deux le soir, l'une après le repas et l'autre au coucher.

Comme la camomille, le tilleul convient à tous les âges. Vous pouvez même en mettre dans le biberon des bébés qui ont du mal à trouver le sommeil parce qu'ils sont énervés. Dans ce cas, diminuez la dose de moitié.

La lavande : un vrai parfum de sommeil

En matière de détente et de sommeil, vous pouvez vraiment la mettre à toutes les sauces : en cuisine, en infusions, en huile essentielle (voir plus loin, p. 116). La lavande est un sédatif et un hypnotique. La meilleure amie de vos nuits. D'ailleurs, son parfum suffit à évoquer la douceur des champs qui s'étirent au soleil de Provence ou le linge propre qui sèche au grand air sur l'herbe des prés. Humer sa fragrance permet déjà de se détendre, et la boire encore davantage.

EN PRATIQUE

Pour préparer une infusion, contentez-vous de ½ cuillerée à café de fleurs séchées pour 20 cl d'eau bouillante. N'en abusez pas car son goût devient vite trop puissant pour être agréable. Laissez infuser 5 minutes, puis sucrez avec un peu de sirop d'agave. Buvez deux tasses par jour, l'une après le repas du soir et l'autre juste avant le coucher.

Si vous préparez votre infusion avec une trop grande quantité de plante, son effet s'inversera : elle deviendra plutôt excitante et sudorifique. Elle sera alors conseillée en cas d'infection respiratoire. Mais c'est une autre histoire...

Le houblon : contre les troubles de sommeil de la ménopause

Les bouffées de chaleur et les suées nocturnes qui accompagnent la ménopause perturbent parfois gravement le sommeil. Sans parler des troubles de l'humeur qui ajoutent encore au problème. Le houblon est la plante idéale pendant cette période inconfortable, car il est à la fois apaisant, sédatif, et riche en phyto-œstrogènes. Ces composants végétaux, présents en quantité importante dans cette plante, ont une structure proche de celle des œstrogènes féminins dont la présence diminue progressivement pendant la préménopause, provoquant tous les symptômes d'adaptation désagréables. Le houblon permet ainsi d'agir sur ces trois tableaux en même temps.

EN PRATIQUE

Pour préparer votre infusion, comptez 1 cuillerée à soupe rase de fleurs séchées pour 25 cl d'eau bouillante. Laissez infuser 10 à 12 minutes avant de filtrer. Si besoin, vous pouvez sucrer avec un peu de sucre de fleur de coco. Buvez deux bols chaque soir, l'un après le dîner et l'autre au coucher.

Vous pouvez également vous tourner vers les gélules de plante séchée (suivez alors les indications du fabricant figurant sur l'étiquette).

L'escholtzia : pour s'endormir tranquillement

C'est une sorte de grand coquelicot, originaire de Californie. De la famille du pavot, cette plante renferme des alcaloïdes à l'action hypnotique, en quantité suffisamment élevée pour lui assurer une efficacité, et suffisamment faible pour n'entraîner aucun risque de surdosage ou d'accoutumance. D'un effet rapide, elle permet d'abord de raccourcir la phase d'endormissement. Prise avant le coucher, elle améliore aussi la qualité du sommeil et diminue le risque de réveils nocturnes.

EN PRATIQUE

Il n'est pas aisé de trouver cette plante en vrac dans les pharmacies et les herboristeries. Difficile, donc, de vous préparer une tisane, à moins de la faire pousser vous-même dans votre jardin (c'est une jolie ornementale) et de faire sécher tiges et racines qui contiennent les principes actifs.

Le plus simple et de vous procurer des gélules de plante séchée, que vous prendrez le soir avant le coucher (en suivant les indications du fabricant). L'escholtzia est toutefois déconseillé aux femmes enceintes.

L'ashwagandha : lorsque la baisse de libido perturbe les nuits

Cette plante est issue de la tradition médicale de l'Inde (ayurvéda), dont elle est un des remèdes majeurs. Il faut dire qu'elle cumule les vertus. Elle est digestive, tonifiante, immunostimulante… Et surtout sédative, aphrodisiaque et légèrement hypnotique. Ce sont ces dernières qualités qui nous intéressent. Elle est particulièrement conseillée aux personnes dont la libido en berne entraîne une déprime latente qui perturbe le sommeil. En couple, ce type de problème crée des situations de tension parfois importantes, auxquelles s'ajoute la frustration personnelle. Sans compter que ces personnes sont « privées » de l'effet apaisant des hormones sexuelles, notamment l'ocytocine. La plante agit alors à la fois sur la libido, la nervosité et le sommeil. Un vrai cocktail gagnant !

EN PRATIQUE

C'est la racine de la plante qui renferme les principes actifs (on l'appelle parfois ginseng indien). Vous trouverez cette plante conditionnée en gélules dans certaines pharmacies et boutiques de produits diététiques. Elle se prend le soir, une heure avant le coucher. Suivez les indications du fabricant.

Elle est contre-indiquée aux personnes souffrant d'hyperthyroïdie et pendant la grossesse.

LES HUILES ESSENTIELLES DU SOMMEIL

Il faut être très vigilant avec ces produits extrêmement concentrés et puissants. Les quantités conseillées sont de l'ordre de la goutte, et il ne faut pas les augmenter sous prétexte d'obtenir un effet plus rapide ou plus intense. Certaines huiles essentielles peuvent être dermocaustiques, raison pour laquelle, hormis quelques exceptions, il ne faut jamais les utiliser pures sur la peau ou dans le bain.

Mais si vous prenez ces quelques précautions, vous en ferez des alliées incontournables de votre sommeil.

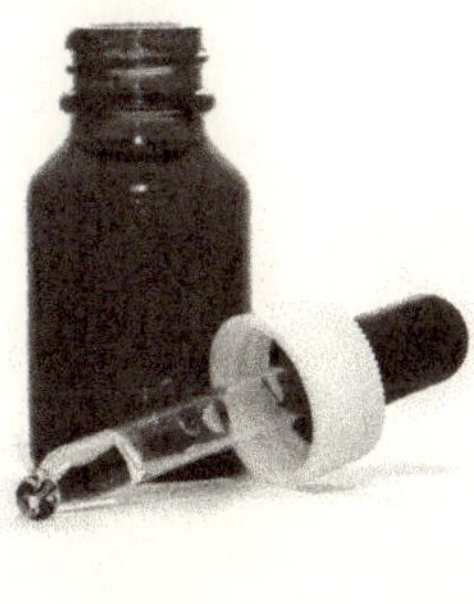

Comment les choisir

Les procédés qui permettent de produire les huiles essentielles concentrent à l'extrême leurs composants. C'est vrai pour les principes actifs efficaces, mais aussi pour les éventuels polluants. C'est pourquoi il faut toujours opter pour des huiles essentielles 100 % pures et naturelles (certaines sont synthétiques ou contiennent des substances ajoutées), bio de préférence. Ces huiles essentielles de qualité se conservent longtemps, à condition de les ranger à l'abri de la lumière (elles sont généralement conditionnées en flacons sombres ou opaques) et surtout de la chaleur qui altère leurs composants.

Comment les utiliser

POUR PRÉPARER UN BAIN

Si vous mettez directement dans l'eau les huiles essentielles que vous avez choisies, vous risquez fort d'avoir de mauvaises surprises. Comme leur nom l'indique, elles ont une consistance huileuse. Par définition, elles ne se mélangent donc pas à l'eau. Il faut les verser d'abord dans une substance intermédiaire : de la base pour bain, du lait en poudre (qui fait la peau douce) ou du bicarbonate (qui neutralise le calcaire de l'eau). Comptez 15 à 20 gouttes d'une huile essentielle pure ou d'un mélange pour un bain (la moitié pour les enfants). Puis remuez le tout et versez sous les robinets ouverts de votre baignoire. Il ne vous reste qu'à plonger (voir le mode d'emploi du bain sommeil dans le chapitre suivant, p. 120).

- *Par exemple :* la lavande, l'orange douce, le basilic, la marjolaine, le néroli.

POUR DIFFUSER DANS L'ATMOSPHÈRE

Il existe de nombreux appareils diffuseurs, des plus simples (une simple coupelle sous lequel on glisse une bougie chauffe-plats) aux plus sophistiqués. L'idéal, ce sont les appareils qui diffusent les essences sans les chauffer, car la chaleur abîme certains composants. Ce sont les plus onéreux, mais la différence mérite la dépense.

Choisissez vos huiles essentielles en fonction de leurs vertus, bien sûr, mais aussi de vos goûts. L'idée est de créer une ambiance agréable dans votre chambre, qui vous accueillera dans un cocon lorsque vous vous mettrez au lit.

- *Par exemple :* la lavande, l'orange douce, le néroli (fleur d'oranger), la marjolaine, le petit grain bigaradier, la mandarine rouge.

POUR UN MASSAGE

Lorsqu'il s'agit de masser une grande surface (le dos, les épaules, les jambes, voire le corps tout entier), il suffit de mélanger votre huile essentielle (ou votre mélange) dans une huile végétale de base. Comptez 5 à 8 gouttes d'une huile ou d'un mélange pour 10 cl d'huile végétale : amande douce, jojoba, avocat, germe de blé, onagre, noyau d'abricot… Puis massez, ou mieux faites-vous masser, en faisant bien pénétrer le mélange.

- *Par exemple :* la lavande, l'orange douce, le néroli, la marjolaine, la verveine citronnée.

POUR UNE FRICTION

Pour stimuler une zone plus réduite (la plante des pieds, les mains, le plexus…), voire carrément certains points énergétiques (voir chapitre 6, p. 135), la concentration en huiles essentielles peut être plus importante. Comptez 5 gouttes pour 1 cuillerée à café d'huile de base, et frictionnez la zone choisie en dessinant des petits cercles jusqu'à ce que le mélange ait pénétré.

- *Par exemple :* la lavande, la marjolaine, la verveine citronnée, le néroli, la camomille romaine.

Le basilic exotique : apaisant et digestif

Ocimum basilicum
Son action sur le système nerveux est double : d'un côté, cette huile essentielle le stimule en cas de déprime ; de l'autre, elle l'apaise lorsque la tension se fait trop présente. Du coup, elle facilite le sommeil pour ceux qui ressassent leurs idées noires la nuit, comme pour ceux qui ont du mal à trouver le sommeil. Elle est, en plus, digestive. Un bon point pour améliorer la digestion nocturne. Elle non plus ne doit jamais être utilisée pure sur la peau, sous peine d'irritation. Diluez-la soigneusement avant le bain, les massages ou les frictions.

La camomille romaine : toute en douceur

Anthemis nobilis
Anxiété, nervosité, irritabilité, sensibilité au stress, idées noires… la camomille noble dissout tous les déséquilibres nerveux. Cette huile essentielle sédative améliore le sommeil en agissant en amont sur ce qui le perturbe. En friction, elle soulage en plus les douleurs locales dues à l'excès de tension. Mais elle fait partie des huiles onéreuses. Alors évitez de la diffuser dans l'atmosphère ou de la mettre dans le bain. Gardez-la pour les moments d'urgence et utilisez-la avec parcimonie. Elle n'est pas irritante pour la peau. Vous pouvez même la respirer à même le flacon dans les moments de stress.

La lavande vraie : elle sert à tout !

Lavandula angustifolia
C'est une huile essentielle très apaisante, qui calme la nervosité et permet de neutraliser l'excès de stress. Elle détend aussi les muscles crispés par la tension nerveuse. Elle est également utilisée pour traiter la déprime, ce qui peut se révéler utile lorsque les troubles du sommeil sont liés au ressassement des idées noires. C'est l'une des rares huiles essentielles que l'on peut utiliser pures en friction (2 gouttes, pas plus) car elle a une grande affinité avec la peau.

La mandarine rouge : relaxation maximum

Citrus reticulata
Cette essence est contenue dans les petites vésicules cachées dans le zeste du fruit. Son parfum délicieux et apaisant en fait une excellente essence pour la diffusion dans la chambre à coucher (éventuellement mélangée avec de l'orange douce). Très relaxante, elle prépare le corps et le mental au sommeil. Comme l'orange, elle peut être irritante pour la peau. Alors diluez-la toujours dans une huile de base avant un massage et gardez la main légère. La mandarine verte est extraite du même fruit, cueilli avant maturité. Ses vertus sont proches, mais son parfum moins agréable. Encore que ce soit une affaire de goût !

La marjolaine des jardins : vos nerfs vous diront merci !

Origanum majorana
Voilà une autre huile essentielle majeure pour soulager les troubles nerveux qui perturbent le sommeil. Elle apaise l'anxiété, le stress et l'irritabilité latente qu'ils peuvent provoquer. En plus, elle a un effet positif sur la digestion, ce qui peut se révéler utile lorsque le sommeil est perturbé par un dîner trop lourd. Elle aussi peut être utilisée pure sur des zones très réduites (2 gouttes suffisent). Pensez aussi à elle pour le bain, les massages, et la diffusion dans la chambre si vous appréciez son parfum très marqué.

Le néroli : un parfum de tendre détente

Citrus aurantium fleurs
C'est l'huile essentielle extraite des fleurs d'oranger. Elle est un peu plus chère que les autres, comme toutes les essences extraites des fleurs, car il faut une grande quantité de plante pour la fabriquer. Mais elle vaut la dépense. Elle concentre toutes les vertus apaisantes de la fleur d'oranger et les rend plus puissantes. Elle calme la tension nerveuse et la déprime, et favorise naturellement un sommeil réparateur. Tous les usages lui sont permis (à condition de la diluer avant de l'appliquer sur la peau).

L'orange douce : pour dissoudre tous les « nœuds »

Citrus sinensis
Extraite du zeste de l'orange comestible, cette essence est l'une des grandes amies du sommeil. En diffusion, elle désinfecte l'atmosphère. En massage et en friction, son parfum apaise toutes les tensions. Dans le bain, elle dissout les nœuds physiques et psycho-émotionnels. C'est un must à avoir dans la maison. Car elle a, en plus, une action directe sur le sommeil dont elle améliore la qualité. Mais attention : ne l'utilisez pas pure sur la peau car elle est irritante. Diluez-la toujours avant les massages et les frictions.

Le petit grain bigaradier : une force tranquille

Citrus aurantium amara
Elle est extraite des feuilles de l'arbre qui donne les oranges amères. À la fois antidépressive et tranquillisante, elle prépare le mental au sommeil. Au passage, elle apaise aussi les tensions accumulées dans le corps. D'une utilisation très facile, vous pouvez la diffuser (elle a un parfum agréable), la mettre dans le bain ou la diluer dans une huile de base pour des massages et des frictions.

La verveine citronnée : délice des sens et des nuits

Lippia citriodora
Son parfum délicieux peut se respirer à même le flacon. Cela suffit pour apaiser ponctuellement la tension car cette huile essentielle combat l'anxiété, le stress, et même la déprime. Elle agit aussi directement sur le sommeil en facilitant l'endormissement et en améliorant la qualité des nuits. Elle fait partie des huiles assez chères, alors évitez le bain et la diffusion. Préférez les massages et les frictions, après l'avoir diluée dans une huile de base.

CHAPITRE 5
CHASSER LE STRESS POUR MIEUX DORMIR

Le stress, qu'il soit ponctuel et intense ou masqué et durable, perturbe le sommeil. C'est une certitude ! Dans les chapitres précédents, vous avez déjà découvert comment une alimentation adaptée permet d'améliorer la résistance à cette tension délétère. Les plantes médicinales et les huiles essentielles peuvent aussi vous donner un coup de main. Mais pour faire face avec efficacité à cet ennemi sournois, vous pouvez aussi vous attaquer directement à lui. Quelques gestes de base, associés à des exercices ciblés, vous guideront sur le chemin des nuits paisibles et reposantes.

LES GESTES ANTISTRESS DE BASE

Essayez de les intégrer régulièrement à votre vie quotidienne. Agréables et peu contraignants, ils rendront vos journées plus sereines et vous prépareront en douceur à vous réfugier entre les bras de Morphée.

Prenez un bain

Pour vous préparer au sommeil, il vaut mieux détendre la fois le physique et le mental. Rien de tel qu'un bon bain pour obtenir ce résultat. Le simple fait de se plonger dans l'eau chaude exerce un effet apaisant sur les muscles et les articulations qui subissent toute la journée l'effet de nos tensions. Un apaisement rapide gagne d'abord le corps. S'ajoute à cela l'effet direct de l'eau sur le cerveau. Lorsque nous nous baignons (que ce soit dans la mer, dans une piscine ou simplement dans une baignoire), nous sommes « portés » par l'eau. Cette action soulage, dans le cerveau, la zone qui gère en permanence notre relation à la pesanteur. Cette libération, aussi ténue soit-elle, se répercute sur tout le système nerveux et favorise l'apaisement.

Alors si vous avez du mal à vous endormir, prenez un bain juste avant de vous mettre au lit. Ajoutez-y quelques huiles essentielles au parfum agréable et à l'effet relaxant (toujours diluées, rappelez-vous). Au moment où vous vous glisserez dans les draps, vous serez fin prêt à accueillir le sommeil.

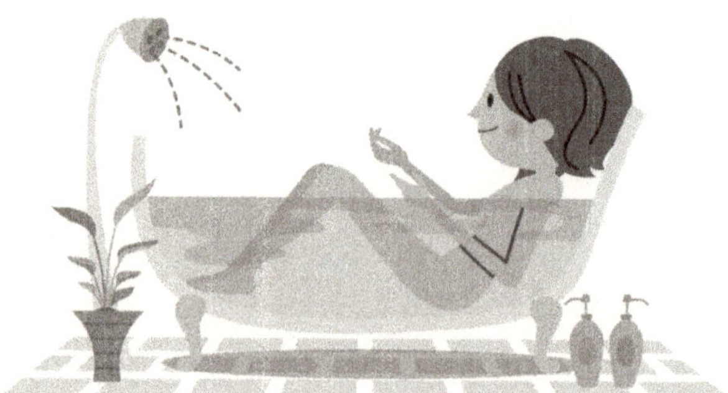

EN PRATIQUE

- *Faites attention à la température.* Votre bain ne doit pas être trop chaud, afin de ne pas faire grimper votre chaleur interne (rappelez-vous : elle baisse avant l'endormissement). Mais il ne doit pas être trop frais non plus, afin que l'effet détente se fasse sentir. Un bon test : plongez-y le bout du pied (pas la main, moins sensible à la chaleur). Vous ne devez sentir ni fraîcheur, ni chaleur. Comptez 36 à 37° au maximum.
- *Ajoutez-y les huiles essentielles apaisantes* de votre choix préalablement diluées (voir chapitre 4, p. 113).
- *Demandez à vos proches de vous laisser tranquille* pendant la durée du bain qui ne doit pas excéder quinze à vingt minutes.
- *Tamisez autant que possible la lumière* (vous pouvez vous contenter de quelques bougies), puis plongez dans l'eau chaude et parfumée. Restez-y, les yeux fermés, jusqu'à ce que l'eau commence à tiédir.
- *En sortant du bain, ne vous essuyez pas.* Enveloppez-vous dans une grande serviette ou un peignoir en tissu éponge et allongez-vous. Vous voilà prêt pour une bonne nuit de sommeil.

Riez, encore et toujours…

Nous rions de moins en mois. Avant la Seconde Guerre mondiale, les habitants des pays occidentaux riaient jusqu'à 20 minutes par jour, alors qu'aujourd'hui, nous parvenons péniblement à 5 minutes quotidiennes d'éclats joyeux. C'est dommage, car une bonne crise de rire est un excellent médicament. Le rire agit à la fois sur les muscles, la respiration, la sécrétion des hormones, le rythme cardiaque… Et, bien sûr, sur le sommeil.

Lorsque vous riez, votre respiration devient plus saccadée et l'air résiduel est expulsé de vos poumons, ce qui favorise l'élimination du gaz carbonique et des déchets respiratoires. Dans le même temps, les muscles qui se contractent dans l'abdomen activent le fonctionnement digestif et intestinal.

Ensuite, et c'est le plus important, le rire augmente la sécrétion par le cerveau d'hormones apaisantes et relaxantes, notamment les célèbres endorphines qui aident à chasser le stress, régulent le fonctionnement du système nerveux et favorisent la détente.

Le rire est ainsi une excellente préparation au sommeil. Le seul problème, c'est qu'on ne peut pas rire sur commande. C'est dommage ! On peut cependant multiplier les occasions.

EN PRATIQUE

- *Le soir, au lieu de regarder à la télévision des émissions sur les drames du monde,* passez-vous des films humoristiques ou des sketches qui vous amusent.
- *Vous avez des amis dont l'humour vous ravit ?* Fréquentez-les le plus souvent possible.
- *Efforcez-vous de saisir toutes les occasions de rire, mais aussi de jouer.* Organisez des parties de jeux de société avec vos voisins, vos amis, votre famille... Et ne prenez pas tout ça au sérieux. Peu importe de gagner ou de perdre, pourvu que chaque partie soit l'occasion de rire.
- *Ne ratez pas non plus une occasion de jouer avec des enfants.* Ce contact vous aidera à retrouver l'enfant qui sommeille toujours en vous et qui ne demande qu'à ressurgir. N'oubliez pas que lorsque vous étiez enfant, vous riiez bien plus souvent et que vous aviez probablement moins de problèmes de sommeil.

Tenez à distance vos soucis

Impossible de trouver le sommeil lorsqu'on tourne dans sa tête des soucis et des préoccupations. « La nuit porte conseil », affirme le dicton. Effectivement, lorsqu'on est confronté à des problèmes, on a davantage de chances de trouver des solutions adaptées après une bonne nuit de sommeil. Mais il n'est pas toujours facile de ralentir, à la demande, le flot des pensées perturbatrices. C'est pourtant indispensable.

De la même manière que la fatigue physique perturbe l'endormissement, les flux de pensée ininterrompus interdisent au cerveau de ralentir le rythme de ses ondes. Or, ces flots de pensées stressantes ralentissent la production des hormones cérébrales qui induisent le sommeil. Voici quelques solutions qui aident à mettre de côté les ruminations mentales.

EN PRATIQUE

• *Il ne sert à rien de s'arc-bouter sur l'urgence de dormir,* ni de chercher à ralentir le flot des pensées par la force de la volonté. La solution est dans le « lâcher-prise ».
• *Essayez dans un premier temps de laisser vos pensées vous envahir* sans vous opposer à leur flux. Laissez vos idées passer, comme si elles vous traversaient. Comme si « vous regardiez passer des nuages dans le ciel » disent les adeptes du bouddhisme zen.
• *Cet exercice ne demande aucune compétence particulière.* Il faut simplement du temps et de la pratique. Au début, le mental résiste. Mais peu à peu, il fléchit.
• *Pour vous aider, vous pouvez procéder ainsi :* allongez-vous sur le dos dans votre lit, dans une position confortable, fermez les yeux, respirez calmement et profondément.
• *Concentrez votre attention sur une pensée agréable :* le souvenir d'une situation qui vous a procuré du plaisir, une chanson que vous aimez et dont vous essayez de retrouver les paroles, une scène qui vous a particulièrement ému dans un film... Chaque fois que vous sentez une pensée s'imposer à vous, revenez à cette image pour vous en détacher. Peu à peu, au fil des jours, vous aurez de moins en moins de mal à maîtriser le flux de vos soucis obsédants. Votre sommeil n'en sera que plus serein.

LES EXERCICES DU MATIN

C'est dès le réveil que se prépare une journée antistress et donc une bonne nuit. Plus vous démarrerez en forme, détendu et tonique, moins vous accumulerez de fatigue physique et nerveuse susceptible de perturber votre sommeil. Quelques minutes suffisent. À vous de choisir parmi les exercices suivants.

Une respiration tonique

- Lorsque vous sortez du lit, prenez le temps d'une courte pause, assis sur le bord du matelas de manière à avoir les pieds posés bien à plat par terre, le dos droit, la tête dans le prolongement de la colonne vertébrale.
- Fermez les yeux et prenez trois respirations amples et profondes, en insistant sur l'expiration de manière à bien vider vos poumons.
- Puis ouvrez les yeux et mettez-vous debout en continuant à respirer sur le même rythme.
- Vos bras sont le long du corps. En inspirant, croisez-les au niveau de votre nombril, puis montez-les devant votre poitrine, puis vos épaules et votre visage.
- Une fois qu'ils sont tendus au-dessus de votre tête, expirez lentement, en les redescendant jusqu'à retrouver votre position initiale.
- Faites le mouvement 10 fois. Vous voilà prêt à affronter la journée.

Un exercice de stretching pour commencer la journée détendu

- Vous pouvez pratiquer cet exercice soit au saut du lit, soit un peu plus tard, après avoir pris le temps de quelques ablutions. Mais toujours avant le petit-déjeuner.
- Mettez-vous à quatre pattes sur un tapis ou une carpette. Vos hanches sont à l'aplomb de vos genoux, et vos épaules au niveau de vos mains. Votre dos est bien droit, votre cou dans le prolongement de votre colonne vertébrale.

- Prenez quelques respirations profondes.
- En inspirant, creusez votre dos en poussant vos fesses vers l'arrière et en soulevant votre menton pour étirer votre cou. Si cela vous semble plus facile, vous pouvez fléchir légèrement les bras pour rendre le mouvement plus aisé. Vous ne devez ressentir aucune douleur.
- Tenez la position quelques secondes en gardant l'air dans vos poumons, puis expirez en revenant à votre position initiale.
- Ensuite, vous allez faire le mouvement inverse. En inspirant, arrondissez votre dos comme un chat. Tendez bien vos bras et relâchez votre nuque afin de laisser pendre votre tête.
- Tenez la posture quelques instants en gardant l'air dans vos poumons, puis expirez en revenant à la position initiale.
- Répétez tout l'enchaînement 5 fois.

Une posture de yoga pour réveiller votre énergie

- Comme le précédent, cet exercice peut s'effectuer au saut du lit, ou un peu plus tard. Mais toujours avant le petit-déjeuner.
- Allongez-vous sur le ventre, sur un tapis. Vos bras sont repliés, vos mains posées au sol, à plat, à hauteur de votre poitrine.
- Inspirez en levant votre tête. Appuyez sur vos mains de manière à soulever votre buste, votre menton poussé vers le ciel, sans décoller vos hanches qui restent fixées au sol.
- Tenez cette position 10 secondes, en respirant calmement et profondément, puis expirez en reprenant votre position initiale.
- Recommencez 5 fois.

Une posture de qi gong stimulante

- Mettez-vous debout, les pieds joints. Fixez votre regard devant vous, à environ 1 mètre ou 1,5 mètre, sur le sol. Écartez les pointes des pieds vers l'extérieur en gardant les talons joints.
- Fléchissez légèrement les genoux en les écartant.

- Placez vos bras devant vous, en les arrondissant comme si vous vouliez enserrer un arbre. Vos mains sont à hauteur de votre nombril, les poignets souples.
- Imaginez que vous tenez une boule d'énergie entre vos bras. Mentalement, laissez-la pénétrer dans votre corps et dirigez-la vers vos reins. C'est là que se situe votre énergie primordiale, celle qui nourrit toutes les autres.
- Restez ainsi pendant 2 à 3 minutes, en respirant calmement et profondément, puis revenez à votre conscience normale.

Une posture de qi gong tonifiante

- Mettez-vous debout, les pieds légèrement écartés (40 cm environ), les pointes ouvertes vers l'extérieur. Pliez un peu les genoux, comme un cavalier sur sa monture. Votre dos est bien droit. Vos bras sont relâchés.
- Croisez vos mains devant vous au niveau de votre abdomen. Vos poignets sont détendus.
- Inspirez en levant les bras devant vous en gardant les poignets souples. Lorsqu'ils sont à hauteur de votre poitrine, expirez en étirant votre bras gauche sur le côté et en ramenant le droit sur votre poitrine. Vous vous retrouvez ainsi dans la position d'un archer qui s'apprête à tirer une flèche. Votre tête est tournée vers la gauche.
- Étirez votre bras gauche au maximum.
- Revenez lentement au centre en fin d'expiration, puis inspirez en faisant la même chose de l'autre côté.
- Répétez 5 fois de chaque côté.

LES EXERCICES DE LA JOURNÉE

Dans le cours de la journée, si vous avez un coup de fatigue ou si vous sentez le stress vous gagner, réagissez immédiatement pour éviter toute accumulation qui risquerait, le soir venu, de gâcher votre sommeil. Les jours de travail, n'oubliez pas de vous accorder une pause de 10 minutes toutes les deux heures.

En plus, choisissez un exercice ci-dessous en fonction de l'endroit où vous vous trouvez. Les exercices de respiration sont ceux qui passent les plus inaperçus lorsque vous n'êtes pas seul.

Une respiration antistress

- Asseyez-vous sur le bord d'une chaise, le dos bien droit, les pieds à plat sur le sol, les mains posées à plat sur vos cuisses.
- Inspirez en tournant votre tête vers la droite, comme si vous vouliez toucher votre épaule droite avec votre menton. Puis expirez lentement en revenant au centre.
- Procédez de la même manière en tournant votre tête vers la gauche.
- Répétez le mouvement 10 fois de chaque côté.
- Cette respiration régule rapidement le fonctionnement du système nerveux et fait tomber la pression.

Un exercice de stretching apaisant

- Asseyez-vous sur le bord d'une chaise, le dos bien droit. Baissez au maximum vos épaules afin qu'elles soient le plus détendues possible.
- Posez votre main droite sur votre épaule gauche. Inspirez profondément, puis expirez en tournant votre tête vers la droite pour étirer les muscles du cou et ceux de l'épaule gauche.
- Répétez le mouvement 5 fois, puis procédez de la même manière de l'autre côté, en posant votre main gauche sur votre épaule droite et en tournant votre tête vers la gauche.

Une visualisation tonifiante

- Asseyez-vous confortablement dans le fond d'un siège, en calant bien vos lombaires de manière à ce que votre dos reste le plus droit possible.
- Votre tête est dans le prolongement de votre colonne vertébrale, le menton légèrement baissé vers la poitrine afin d'étirer un peu votre cou.
- Fermez les yeux et prenez quelques respirations amples et profondes.
- À chaque inspiration, imaginez une lumière dorée qui pénètre dans votre crâne par son sommet, envahit votre boîte crânienne et redescend le long de votre colonne vertébrale jusqu'au creux de vos reins. C'est là que se concentre votre énergie vitale.
- En expirant, imaginez qu'une fumée grise remonte le long de votre colonne vertébrale, remplit votre crâne et s'évacue par le même point où la lumière était entrée. Elle emporte avec elle votre fatigue.
- Répétez 10 fois.

LES EXERCICES DU SOIR

C'est le moment de préparer votre corps et votre mental pour la nuit qui s'annonce. Outre le bain aux huiles essentielles (voir p. 114), le rituel de la tisane et les automassages, voici quelques exercices qui vous apporteront une détente profonde. Variez les plaisirs selon les jours, et aussi en fonction de vos goûts.

Un exercice de cohérence cardiaque

- Allongez-vous dans votre lit, les bras le long du corps, les yeux fermés.
- Prenez quelques respirations profondes et amples, en prenant bien soin d'allonger votre expiration.
- Inspirez profondément en imaginant que l'air pénètre en vous non par vos narines mais par votre cœur. Laissez le souffle l'envahir comme un vent apaisant.

- Puis expirez lentement. Peu à peu, votre activité cérébrale se calera sur le rythme de votre respiration et votre mental se calmera.
- Deuxième étape : imaginez qu'un sentiment de paix pénètre dans votre cœur en même temps que l'air. Il peut prendre la forme que vous souhaitez : apaisement, amour, tendresse… L'essentiel est que cela vous procure du bien-être.
- Il y a de fortes chances pour que vous vous endormiez avant la fin de l'exercice.

Une visualisation apaisante

- Pour être efficace, cette visualisation doit employer des images qui vous conviennent. Il vous faut donc d'abord réfléchir à ce qui vous apaise : les paysages, les situations, les circonstances…
- Commencez par vous allonger au calme, dans votre lit, la nuque calée par un petit coussin. Demandez que personne ne vous dérange pendant une demi-heure. Fermez les yeux et respirez profondément et calmement pendant quelques minutes.
- Puis imaginez que vous vous promenez dans un paysage qui vous procure à la fois du plaisir et de la paix : au bord de la mer, dans la campagne, sur les pentes d'une montagne enneigée, en pleine forêt… Vous êtes seul dans cet endroit qui, à cet instant, n'appartient qu'à vous.
- Prenez le temps de bien percevoir toutes vos sensations corporelles : le contact du sol sous vos pieds, la douceur de l'air sur votre peau, les parfums dans l'air…
- Puis vous vous asseyez quelques instants (sur le sable, une souche d'arbre, un rocher…) pour savourer la douceur du lieu. Un animal bienveillant s'approche de vous : une biche, un grand oiseau marin, un écureuil… Peu importe sa taille et sa forme. Vous tendez la main pour le caresser, il se laisse faire comme un chat qui cherche des câlins. Lorsque l'animal s'éloigne tranquillement, vous suivez son pas du regard…
- Totalement apaisé, vous vous allongez à même le sol et vous sentez le sommeil vous gagner.

- Vous pouvez varier à l'envi ce scénario de base, soir après soir. Il deviendra le compagnon de votre endormissement.

Une posture de yoga relaxante

- Cet exercice se pratique dans la chambre, mais avant que vous vous mettiez au lit. Vous avez tout préparé pour vous coucher (toilette, soins cosmétiques…). Vous n'aurez plus qu'à vous glisser entre les draps à la fin de la posture.
- Allongez-vous à plat ventre sur le sol (de préférence sur un tapis).
- Posez vos mains à plat de chaque côté de votre poitrine, les coudes vers l'arrière.
- Puis, en inspirant, poussez sur vos mains de manière à vous retrouver à quatre pattes.
- Conservez votre dos bien droit, sans creuser les lombaires. Puis expirez en descendant les fesses vers les talons, les mains toujours posées au sol devant vous. Allez le plus bas possible, de manière à bien étirer votre colonne vertébrale.
- Recommencez 10 fois.
- Cet exercice régule tout le fonctionnement du système nerveux et dissout les tensions physiques et psychiques accumulées pendant la journée.

Une posture de qi gong calmante

- Mettez-vous debout, les pieds légèrement écartés, les genoux légèrement fléchis, les bras le long du corps.
- Respirez profondément deux ou trois fois, puis inspirez en croisant les mains devant vous et en montant les bras jusqu'au-dessus de votre tête.
- Tournez alors vos paumes vers le ciel et étirez vos petits doigts pendant quelques secondes en conservant l'air dans vos poumons.
- Puis expirez en redescendant vos bras.
- Recommencez 10 fois.

Une respiration détente

- Vous êtes allongé dans votre lit, la nuque bien calée par un petit coussin. Vos bras sont le long du corps, vos yeux sont fermés.
- Commencez par prendre quelques respirations amples et profondes.
- Puis placez vos deux mains sur votre abdomen, juste sous le nombril.
- Inspirez en gonflant votre ventre et en comptant jusqu'à 5. Vous devez sentir nettement vos mains qui se soulèvent.
- Puis expirez très lentement en comptant jusqu'à 10. N'hésitez pas à contracter vos abdominaux pour faire remonter votre diaphragme et chasser tout l'air de vos poumons.
- Recommencez jusqu'à ce que vous sentiez votre corps qui se détend et votre mental qui s'apaise.

Une relaxation sensorielle

- Vous êtes allongé sur votre lit, la nuque calée par un petit coussin, les bras le long du corps.
- Prenez quelques inspirations amples et profondes, jusqu'à trouver un rythme régulier qui ne vous demande aucun effort.
- Concentrez-vous sur vos orteils. Sentez le poids du drap sur eux, les points d'appui de vos talons sur le matelas, la température… Essayez de ressentir un maximum de sensations dans cette partie du corps.
- Puis faites remonter votre attention sur vos chevilles, vos jambes, vos genoux, vos cuisses… Jusqu'aux hanches. À chaque étape, efforcez-vous de garder l'esprit concentré sur vos sensations physiques.
- Voilà votre conscience arrivée à votre bassin. Attardez-vous quelques instants en essayant de percevoir vos sensations internes : gargouillis, tensions, chaleur…
- Traversez mentalement votre ventre pour ressentir le bas de votre dos et la pression de votre bassin sur le matelas.
- Poursuivez votre voyage corporel le long de votre colonne vertébrale, dans le haut de votre abdomen, puis dans votre cage thoracique, jusqu'à vos épaules.

- Toujours sans bouger, promenez lentement votre esprit dans vos bras, jusqu'à vos mains et vos doigts, en essayant toujours de percevoir un maximum de sensations.
- Tous vos muscles se sont peu à peu détendus. Votre mental, concentré sur les perceptions sensorielles, a « lâché » les pensées parasites. Vous êtes prêt pour la dernière étape.
- Revenez à votre nuque, puis remontez le long du cou, sur l'arrière du crâne (sentez son appui sur le coussin), son sommet, puis redescendez sur votre visage en détendant tous les muscles : front, joues, mâchoires… On ne s'en rend généralement pas compte, mais nous avons toujours le visage tendu.
- Si vous êtes encore réveillé lorsque vous arrivez au bout du parcours (cela vous a pris une vingtaine de minutes), reprenez quelques respirations profondes et laissez-vous glisser dans le sommeil.

LES EXERCICES DE LA NUIT

Nous nous réveillons tous brièvement plusieurs fois par nuit. Si rapidement que nous n'en gardons pas le souvenir. Le problème des réveils nocturnes apparaît lorsqu'on ne parvient pas à se rendormir. Le ronron des pensées se déclenche, et il devient parfois difficile d'y mettre un terme. Voici quelques exercices simples à pratiquer dès le réveil, afin d'éviter cet écueil.

Une respiration rapide pour vous rendormir

- Pour court-circuiter le flux de pensées, tournez-vous dans votre lit de manière à vous retrouver sur le dos. C'est la position dans laquelle votre cage thoracique est la plus ouverte.
- Inspirez calmement par le nez, sans compter, en concentrant votre attention sur l'air qui entre et sort de vos narines. Imaginez que vous êtes un minuscule personnage, assis sur le bord d'une narine, qui se retrouve dans le vent violent de votre flux respiratoire. L'air est frais mais pas froid, comme un vent de printemps.

- Puis expirez par la bouche en vous concentrant encore sur l'air qui effleure vos lèvres.
- Continuez jusqu'à ce que le sommeil vous gagne à nouveau.
- Cet exercice est très efficace à condition de le pratiquer immédiatement, avant que les pensées commencent à tourner dans votre tête.

Une visualisation qui chasse les cauchemars

- Lorsque vous vous réveillez avec une sensation pénible, après un cauchemar, efforcez-vous de garder votre calme et de transformer les images négatives.
- Tournez-vous de manière à vous retrouver allongé sur le dos, dans une position confortable.
- Gardez les yeux fermés, respirez calmement et profondément.
- Dès que votre souffle s'apaise, repassez dans votre tête, une à une les images perturbantes du cauchemar en essayant de les transformer : les monstres sanguinaires se transforment en créatures accueillantes ; les situations effrayantes se muent en scènes conviviales ; les personnes agressives se font douces…
- Ces nouvelles images feront peu à peu barrage aux précédentes et votre nuit retrouvera son calme.

Dans tous les cas, si vous ne vous rendormez pas dans les 10 minutes, mieux vaut vous lever et vaquer à quelques occupations. Profitez-en pour lire ou écouter de la musique. Vous pouvez aussi pratiquer un exercice de relaxation que vous choisirez dans ceux proposés plus haut. Recouchez-vous dès que vous sentez le sommeil vous gagner (ou au bout d'une demi-heure s'il ne montre pas le bout de son nez).

CHAPITRE 6
LES AUTOMASSAGES

Ah ! La douceur d'un grand massage qui vous enveloppe des pieds à la tête dans un nuage de détente, à la lueur de quelques bougies, dans les vapeurs d'une huile parfumée, au son d'un gong tibétain… Le stress n'y résiste pas, la tension s'évapore, le sommeil s'insinue progressivement jusque dans les profondeurs de votre cerveau. Hélas, il n'est pas toujours facile de trouver le temps pour ce type de soin, qui par ailleurs n'est pas à la portée de toutes les bourses. C'est dommage, car les massages constituent une excellente entrée en matière pour le sommeil.

Dès que vous avez l'occasion de vous faire masser, n'hésitez pas. Que ce soit par un professionnel ou un proche, tout contact corporel est bon à prendre. D'ailleurs, l'apaisement qui suit l'acte sexuel doit beaucoup à la dimension tactile de ce moment de partage. Alors si vous êtes en couple, sachez que les câlins du soir sont un excellent moyen de se préparer au sommeil, surtout s'ils sont échangés dans la tendresse.

Le reste du temps, massez-vous vous-même les pieds, les mains, les épaules, le ventre, voire certains points d'énergie précis qui détendent, le soir venu. Certains, discrets, peuvent même se pratiquer dans la journée lorsque monte un stress qui pourrait mettre en péril la nuit suivante.

LA PEAU : UN BEAU CADEAU

Notre peau n'est pas seulement une enveloppe qui protège l'intérieur de notre organisme contre d'éventuels agresseurs extérieurs. C'est un organe à part entière. Elle participe à la respiration, elle module certaines productions hormonales... Et surtout, elle est bourrée de capteurs qui envoient au cerveau des informations sur ce qui se passe dehors (température, humidité, variété des matières et des surfaces...) et dedans (douleurs, données posturales, tensions musculaires...). Le simple contact d'une main bienveillante sur votre peau suffit à déclencher une sensation de bien-être et de détente. Et lorsque ces mains massent, dénouent les crispations, harmonisent l'énergie vitale, c'est jackpot pour votre sommeil !

LES PIEDS

Nos pauvres pieds portent, dès que nous sommes debout, tout le poids de notre corps sur leur petite surface. De quoi être rapidement fatigués. En plus, leur plante est tapissée de terminaisons nerveuses qui envoient au cerveau, lorsque nous marchons, des indications sur la déclivité du sol et la qualité de sa surface. Voilà pour la vision occidentale. Tournons-nous à présent vers la Chine. Selon les principes de sa médecine ancestrale, nous portons, sous la plante de nos pieds, une sorte de reproduction miniature de tous nos organes (une carte réflexe). En massant nos pieds, nous pouvons ainsi rééquilibrer toute notre énergie vitale.

On comprend mieux pourquoi un simple massage des pieds provoque rapidement une grande détente favorable au sommeil. Bonne nouvelle : c'est une zone du corps que l'on peut facilement masser soi-même.

Avant de commencer ces massages, préparez votre huile de soin (voir p. 115). Asseyez-vous dans un fauteuil pas trop profond, de manière à pouvoir croiser vos jambes et toucher vos pieds sans avoir à trop vous pencher. Posez votre pied droit sur votre genou gauche. Puis versez un peu d'huile dans le creux de vos mains, frottez-les l'une contre l'autre et démarrez votre massage. Lorsque vous aurez terminé avec un pied, vous procéderez de la même manière avec l'autre en croisant vos jambes de l'autre côté.

Massage global des pieds

- Commencez par passer vos mains sur tout votre pied : les chevilles, le dessus, le dessous, les orteils. Gardez la main douce, le massage doit être agréable.
- Puis, avec le bout des doigts, insistez sur le contour des malléoles (les os saillants de part et d'autre), les côtés (depuis la cheville jusqu'aux orteils) et la plante (de la base des orteils vers le talon). Dessinez des petits cercles concentriques, et n'hésitez pas à appuyer davantage.
- Terminez en enveloppant à nouveau votre pied dans un geste doux, puis procédez de la même manière de l'autre côté.

Massage des plantes de pied

- Commencez par enduire toute la plante.
- Puis, avec le bout des doigts, massez-la en partant du talon et en allant vers les orteils. Arrêtez-vous quelques minutes dans le creux de la voûte plantaire. N'hésitez pas à appuyer.
- Une fois arrivé à la base des orteils, attardez-vous sur le coussinet plus charnu qui se dessine sur toute la largeur du pied.
- Dès que vous sentez une zone douloureuse ou tendue, attardez-vous quelques instants, jusqu'à ce que la sensation désagréable disparaisse.
- Terminez en effleurant toute la surface dans un geste doux, puis passez à l'autre pied.

Massage des orteils

- Commencez par enduire d'huile tous vos orteils. Puis passez vos doigts entre eux, comme si vous vouliez croiser votre main et votre pied. Faites quelques allers-retours de manière à bien stimuler les côtés de vos orteils.
- Puis étirez votre gros orteil pendant une dizaine de secondes, avec des petites secousses. Le geste doit rester léger et ne pas être douloureux. Procédez de la même façon avec les autres orteils.
- Enfin, massez les coussinets sous vos doigts de pied et terminez avec un geste doux qui enveloppe votre pied tout entier. Puis passez à l'autre pied.

Massages des points d'énergie

- Après avoir enduit votre pied d'huile de soin, vous allez vous concentrer sur quelques points précis, que vous masserez en insistant jusqu'à ce que toute tension ou sensation désagréable disparaisse.
- Procédez en dessinant des petits cercles concentriques avec votre pouce.
- Les zones à traiter : l'extrémité du gros orteil, le centre du coussinet sous le gros orteil, et le point qui se trouve dans le creux de la voûte plantaire, au centre.
- Finissez en massant légèrement votre pied tout entier, en douceur.
- Lorsque vous avez terminé avec un pied, procédez de la même manière avec l'autre

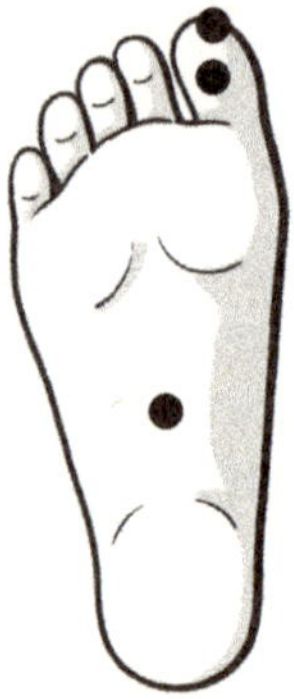

LES MAINS

Elles aussi sont des zones réflexes, sur lesquelles se projette l'organisme tout entier. À ceci près que chaque projection occupe une surface plus petite, donc moins facile à repérer. Cela n'empêche pas le massage des mains d'être déstressant. Son avantage : vous pouvez le pratiquer n'importe où, l'air de rien, même au bureau. Vous pouvez aussi masser vos mains le soir, dans votre lit, pour vous préparer au sommeil, ou la nuit lorsque vous vous réveillez pour accélérer le rendormissement.

Première étape d'un massage des mains : préparez votre huile de soin (voir p. 115). Puis versez-en un peu dans le creux de vos paumes et frottez vos mains comme pour les savonner en remontant d'une dizaine de centimètres sur vos poignets. Vous pouvez commencer…

Massage global des mains

- Avec votre main droite, massez en douceur le dessus et de la main gauche, puis la paume. Faites de même de l'autre côté.
- Croisez vos doigts en faisant des allers-retours pour bien stimuler les espaces qui séparent leur racine.
- Avec le pouce et l'index de la main droite, étirez un à un les doigts de votre main gauche, en commençant par l'auriculaire, puis l'annulaire, le majeur, l'index, et en dernier le pouce. Insistez à chaque fois sur le coussinet de la dernière phalange. Puis procédez de la même manière de l'autre côté.
- Enfin, enserrez votre poignet gauche avec le pouce et l'index droits, comme pour former un bracelet. Tournez à plusieurs reprises, dans un sens puis dans l'autre. Faites la même chose sur votre poignet droit.
- Terminez en vous frottant délicatement les mains l'une dans l'autre, comme si vous vouliez les savonner.

Massage des paumes

- Saisissez votre main gauche dans la droite, le pouce du côté de la paume et les autres doigts en dessous.
- Commencez par dessiner de grands cercles sur toute la surface de la paume puis insistez sur les coussinets à la racine des doigts. Démarrez par la base du pouce (le mont-de-Vénus), puis celle des autres doigts en terminant par l'auriculaire.
- Attardez-vous ensuite au centre de la paume, en appuyant bien. Dès que vous sentez une zone douloureuse ou crispée, voire simplement une sensation désagréable, insistez jusqu'à ce que cela disparaisse.
- Procédez de la même manière avec l'autre main.
- Terminez en frottant vos mains l'une contre l'autre comme si vous vouliez les savonner.

Massage des points d'énergie

- Deux points sont particulièrement importants car ils font fondre la tension nerveuse et favorisent un sommeil de qualité. Ils sont sur vos poignets.
- Le premier se situe sur la face interne du poignet, juste au milieu du pli qui se forme à la base de la paume. Posez votre pouce sur ce point, puis appuyez en dessinant des petits cercles. Insistez pendant au moins deux minutes, jusqu'à ce que vous ne sentiez plus aucune sensation désagréable.
- Le second se situe à deux travers de doigt plus haut sur la face interne du bras, toujours au centre. Stimulez-le de la même manière.
- Terminez en encerclant votre poignet avec vos doigts et massez-le en tournant dans un sens, puis dans l'autre.
- Faites ensuite la même chose sur votre autre poignet.

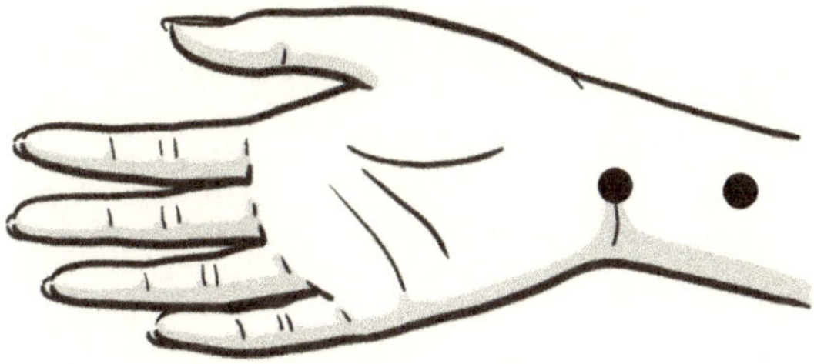

LES ÉPAULES

L'idéal, c'est bien sûr de vous faire masser les épaules par quelqu'un qui pourra accéder à toute leur surface de manière plus confortable. Cependant, si vous êtes seul, vous pouvez tout de même détendre les tensions qui s'y sont accumulées. Car nous avons tous tendance à « porter le poids du monde » sur nos épaules, à la manière du géant Atlas représenté, dans la mythologie grecque, avec le globe terrestre posé à la base du cou. En dénouant ces crispations, vous détendrez toute votre posture et cela se répercutera sur vos tensions mentales et émotionnelles. De quoi vous préparer pour une nuit sereine.

Comme pour les massages précédents, commencez par préparer votre huile de soin (voir p. 115). Puis enduisez généreusement vos mains afin qu'elles glissent bien sur vos épaules pendant que vous les masserez.

Massage global des épaules

- Asseyez-vous sur le bord d'une chaise, le dos droit, dans une position confortable. Vous pouvez aussi pratiquer cet automassage assis sur le bord de votre lit, juste avant de vous allonger.
- Posez votre main droite au centre de votre épaule gauche. Puis massez légèrement, depuis le côté du cou (sous l'oreille) jusqu'à l'articulation du bras, pour détendre globalement la zone. Faites quelques allers-retours.
- Ensuite, revenez à votre cou. Avec le bout des doigts, tapotez la base du pavillon de l'oreille, puis descendez et poursuivez tout le long de la ligne de l'épaule, jusqu'à l'articulation du bras. Remontez et redescendez plusieurs fois.
- Enfin, toujours avec le bout des doigts, appuyez en dessinant des petits cercles et en insistant sur les zones tendues, sur toute la surface de votre épaule, en descendant le plus loin possible dans votre dos afin de couvrir la plus large surface possible.
- Terminez avec un massage léger sur toute la surface que vous venez de travailler.
- Procédez de la même manière avec votre main gauche sur votre épaule droite.

LE VENTRE

C'est une région du corps qui concentre beaucoup de tensions. Un massage du ventre est très apaisant car il permet de dénouer tout ce que vous avez « gardé sur l'estomac » au cours de la journée, histoire de digérer les émotions négatives. L'avantage de l'automassage du ventre, c'est que vous pouvez facilement le pratiquer le soir, dans votre lit, juste avant de vous endormir, voire le répéter la nuit, lorsqu'un réveil intempestif rompt la sérénité de votre nuit.

Première étape : préparer votre huile de soin et en enduire généreusement vos mains car vous allez masser une zone étendue. Au besoin, ajoutez un peu d'huile en cours de route si vous sentez que vos mains commencent à moins bien glisser sur votre peau.

Massage global du ventre

- Vous êtes allongé sur le dos, la nuque calée par un petit coussin, les genoux repliés et soutenus par un autre coussin. Votre position doit être confortable.
- Commencez par masser toute la surface de votre ventre, depuis le plexus jusqu'à la racine du pubis, en descendant sur les côtés. Procédez avec des gestes amples et enveloppants, sans trop appuyer.
- Puis posez vos deux mains l'une sur l'autre, votre main directrice en dessous. Dessinez de larges cercles autour de votre nombril dans le sens des aiguilles d'une montre. Réduisez progressivement le diamètre des cercles jusqu'à masser le contour du nombril.
- Appuyez un peu plus fort, jusqu'à trouver votre seuil de tolérance. Vos abdominaux ne doivent pas se contracter pour résister à la pression. Lorsque vous sentez une tension, attardez-vous en appuyant un peu plus fort, jusqu'à ce qu'elle disparaisse.
- Puis posez une main de chaque côté, sur les pointes osseuses des hanches (les os iliaques). Avec le bout des doigts, dessinez des petits cercles concentriques en allant vers le nombril. Essayez de conserver le même degré de pression.
- Posez ensuite vos mains un peu plus haut, sur les côtés, au niveau de la taille. Avancez-les lentement vers le nombril, toujours en dessinant des petits cercles.
- Enfin, faites la même chose en partant de la base des côtes flottantes et en dirigeant vers l'ombilic.
- Puis terminez avec des gestes très enveloppants sur toute la surface du ventre, comme vous l'avez fait au début.

Massage du plexus solaire

- Il s'agit davantage d'une friction que d'un massage. Vous pouvez donc l'effectuer avec quelques gouttes d'huile essentielle de lavande ou de marjolaine, pure.
- Du bout des doigts, massez la zone située à la base du sternum, en haut de l'abdomen.
- Insistez si vous avez des sensations désagréables, voire douloureuses, jusqu'à ce qu'elles disparaissent.
- Terminez en massant plus généreusement, mais avec légèreté, toute la région abdominale située au-dessus du nombril.

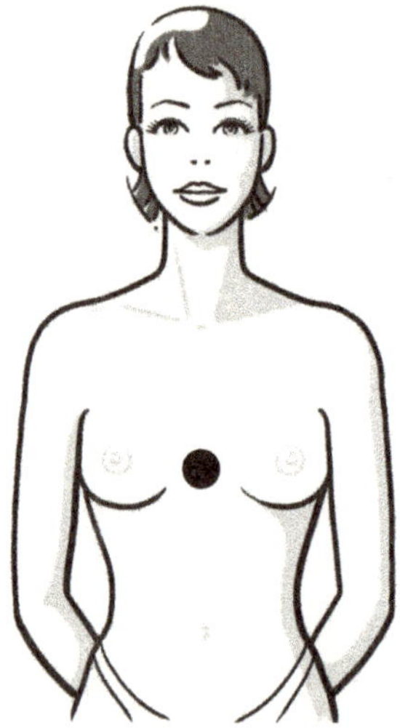

Massage du bas-ventre

- C'est encore une friction plus qu'un massage. Vous pouvez donc l'effectuer avec 2 gouttes d'huile essentielle de lavande ou de marjolaine, pures.
- Tenez-vous debout, le dos bien droit, les pieds légèrement écartés.
- Commencez par prendre quelques respirations amples, calmes et profondes, puis, avec votre main dominante (droite ou gauche selon

que vous êtes droitier ou gaucher), cherchez le point qui se trouve sous le nombril, à deux travers de doigts, sur la ligne médiane du ventre. Puis stimulez-le pendant quelques minutes avec la pulpe de l'index et du majeur, en dessinant des petits cercles dans un sens, puis dans l'autre.

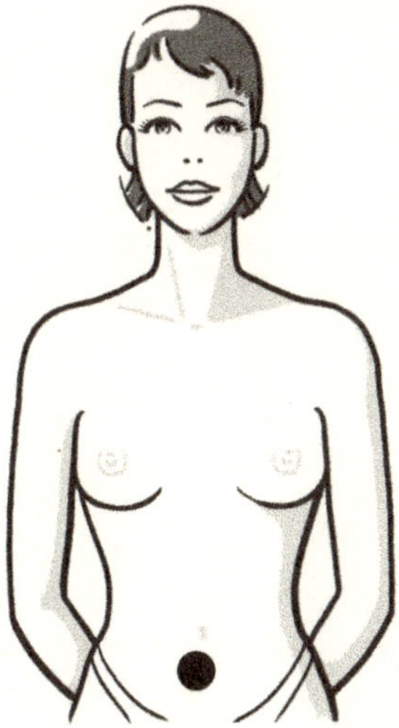

CHAPITRE 7
DES JOURNÉES SUR MESURE

Pour vous préparer au sommeil, c'est dès le matin que vous devez faire attention à vous. Vous éviterez ainsi le stress et la fatigue qui perturbent les nuits. Plus l'heure du coucher approche, plus vous allez vous intéresser à votre sommeil lui-même. Ainsi, le moment venu, vous serez fin prêt pour un long voyage paisible au pays des songes.

UNE « JOURNÉE SOMMEIL » CLASSIQUE

LE MATIN AU RÉVEIL

Vous avez mal dormi ? Traîner au lit ne vous apportera rien au-delà d'une dizaine de minutes. Dès que vous vous sentez bien réveillé, levez-vous.

- **Votre premier geste :** avant de vous lever, étirez-vous dans votre lit comme un chat.
- **Ensuite,** buvez un verre d'eau à température ambiante, additionnée du jus d'un citron (un demi si vous n'aimez pas les saveurs acides). Cela aidera votre corps à éliminer les toxines qui se sont accumulées la veille et pendant la nuit.
- **Enfin,** pour rentrer dans la journée d'un bon pied, choisissez une pratique stimulante parmi les « exercices du matin » proposés p. 124.

VOTRE PETIT-DÉJEUNER

- Choisissez un petit-déjeuner qui vous convient parmi ceux proposés dans le chapitre suivant (voir p. 162), par exemple :
  - Une boisson chaude (thé, café ou tisane) sans sucre
  - Deux œufs brouillés
  - Une tranche de pain complet grillé et beurré, avec une cuillerée à soupe d'œufs de saumon
  - Un fruit frais
- Si vous préférez choisir vous-même, n'oubliez pas d'y intégrer des protéines afin de vous offrir une matinée plus tonique (voir p. 79).

APRÈS LE PETIT-DÉJEUNER

- En semaine, faites un bout de chemin à pied pour aller jusqu'à votre travail. Le week-end, programmez une petite balade à l'extérieur.
- Comptez une demi-heure à la lumière du jour. Même si le temps est nuageux, vous en bénéficierez.

PENDANT LA MATINÉE

- Si vous sentez le stress vous gagner, réagissez. Plus vous le chasserez rapidement, plus la tâche sera facile.
- Choisissez un court exercice de respiration (voir p. 124) ou un petit massage des mains (voir p. 139).

VOTRE DÉJEUNER

- Il suffit qu'il soit équilibré (avec une source de protéines, des légumes et des céréales complètes). Par exemple :
  - Une assiette de crudités variées en vinaigrette
  - Un faux-filet de bœuf poêlé
  - Des tomates au four
  - Deux tranches de pain complet
  - Un fruit frais
- Prenez le temps (20 minutes minimum) afin de rester en phase avec votre appétit.

APRÈS LE DÉJEUNER

- C'est l'heure de la sieste ! Ou au moins de la pause détente si vous n'avez pas l'habitude de dormir dans la journée.

DANS L'APRÈS-MIDI

- Vous voilà requinqué, prêt à démarrer. Vous avez du mal à vous y remettre ? Pour vous tonifier, gardez toujours à portée de la main une balle de tennis. Ce n'est pas très encombrant et vous pouvez facilement la ranger dans votre sac, dans un tiroir de votre bureau…
- Enlevez une chaussure, calez la balle dans le creux de votre voûte plantaire, et faites-la rouler d'avant en arrière pendant 3 minutes de chaque côté. Vous stimulerez ainsi la plante de vos pieds sur toute sa surface.
- Excellent aussi pour dénouer les tensions de la matinée lorsque le stress vous envahit.

EN FIN D'APRÈS-MIDI

- Si vous avez l'habitude de prendre un goûter, c'est le moment. Inspirez-vous des menus proposés dans le chapitre suivant (voir p. 164). Par exemple :
  - Une poignée de noix, amandes et raisins secs
  - Deux carrés de chocolat noir à 70 % de cacao
  - Une tranche de pain complet
  - Une tasse de thé vert ou de tisane
- En sortant, protégez-vous de la lumière extérieure en portant des lunettes de soleil, même s'il fait gris. Cela fera le plus grand bien à votre horloge biologique et le sommeil viendra « à la bonne heure ».

VOTRE DÎNER

- Privilégiez les protéines riches en tryptophane (voir chapitre 3, p. 79), et les glucides complets (voir p. 82).
- Ne prenez pas un repas trop lourd, mais tout de même suffisamment consistant pour ne pas avoir faim au moment de vous mettre au lit.
- Inspirez-vous des menus proposés dans le chapitre suivant (voir p. 165). Par exemple :

- Une salade de mâche aux anchois marinés
- Une assiette de quinoa au curry avec des pois chiches
- Un yaourt nature

APRÈS LE DÎNER

- Préparez-vous une tasse de tisane que vous dégusterez tranquillement en lisant ou en regardant la télé. Au besoin, vous en prendrez une autre juste avant de vous coucher (voir chapitre 4, p. 104).
- Si vous vous sentez très tendu, prenez un bain aux huiles essentielles relaxantes (voir p. 121). Mais attention : pas trop chaud afin de ne pas faire grimper votre température !
- Terminez par un exercice de respiration ou de relaxation pour faire venir le sommeil que vous choisirez parmi les « exercices du soir » proposés p. 128.

DANS LA NUIT

- Si vous vous réveillez pendant la nuit et que vous avez du mal à vous rendormir, pratiquez un exercice de respiration afin de focaliser votre mental sur votre souffle (voir p. 132). Cela vous aidera à retrouver plus rapidement le sommeil.

UNE « JOURNÉE SOMMEIL » POUR LES COUCHE-TÔT

Vous ouvrez l'œil à l'aube (voire avant), même lorsque vous avez la sensation de ne pas avoir assez dormi ? Pas de panique. Votre sommeil va se recaler progressivement si vous vous en donnez les moyens.

LE MATIN AU RÉVEIL

N'essayez pas de vous rendormir. Levez-vous et attaquez votre journée, en prenant le temps de vous mettre en route.

- **Votre premier geste :** avant de vous lever, étirez-vous dans votre lit comme un chat.
- **Ensuite,** buvez un verre d'eau à température ambiante, additionnée du jus d'un citron (un demi si vous n'aimez pas les saveurs acides). Cela aidera votre corps à éliminer les toxines qui se sont accumulées la veille et pendant la nuit.
- **Enfin,** faites un exercice stimulant, que vous choisirez parmi les « exercices du matin » proposés p. 124.

VOTRE PETIT-DÉJEUNER

- Choisissez un petit-déjeuner qui vous convient parmi ceux proposés dans le chapitre suivant (voir p. 162), par exemple :
  Une boisson chaude (thé, café ou tisane) sans sucre
  Une tranche de saumon fumé avec un jus de citron
  Une tranche de pain complet grillée et beurrée
  Un fruit frais
- Si vous préférez dresser le menu vous-même, n'oubliez pas d'y intégrer des protéines afin de vous offrir une matinée plus tonique (voir p. 79).

APRÈS LE PETIT-DÉJEUNER

- Ce n'est pas l'heure de prendre la lumière, car elle risque de décaler votre horloge biologique déjà « en avance ». Alors restez à l'intérieur, et lorsque vous êtes obligé de sortir, portez des lunettes de soleil même si le temps est gris.
- Si vous avez l'habitude de faire du sport (notamment le week-end), privilégiez une activité physique qui se pratique en salle.

PENDANT LA MATINÉE

- Ne pas accumuler le stress et la fatigue : c'est particulièrement important pour vous. Alors ne laissez pas passer une occasion de vous détendre en pratiquant un des courts exercices proposés p. 124.
- Les chronobiologistes affirment que nous devrions tous faire une pause de 10 minutes toutes les 2 heures. Et ce n'est pas du temps perdu, au contraire !

VOTRE DÉJEUNER

- Il suffit qu'il soit équilibré (avec une source de protéines, des légumes et des céréales complètes). Par exemple :
  - Une salade de pois chiches aux oignons
  - Un dos de colin à l'unilatérale
  - Une poêlée de courgettes et poivrons rouges
  - Deux tranches de pain complet
  - Un fruit frais
- Prenez le temps (20 minutes minimum) afin de rester en phase avec votre appétit.

APRÈS LE DÉJEUNER

- Une pause est recommandée à tout le monde à cette heure de la journée. Pour vous, elle est obligatoire !
- Même si vous n'avez pas l'habitude de dormir, mettez-vous en situation pour une sieste (voir p. 60). Progressivement, vous arriverez à dormir. Une vingtaine de minutes de vrai sommeil vous fera le plus grand bien et vous aidera à reculer votre heure de coucher.

DANS L'APRÈS-MIDI

- Faites comme dans la matinée : suivez votre rythme, sans trop vous fatiguer.
- N'oubliez pas de faire des pauses régulières.
- Si des tensions apparaissent, ne laissez pas le stress s'installer. Faites un exercice de respiration ou de relaxation, parmi ceux proposés p. 127, afin de chasser la nervosité le plus vite possible

EN FIN D'APRÈS-MIDI

- Si vous avez l'habitude de prendre un goûter, allez-y. Cela vous permettra d'avoir faim plus tard le soir, et donc de retarder votre dîner. Inspirez-vous de ceux proposés dans le chapitre suivant (voir p. 164). Par exemple :
  - Un demi-avocat avec une cuillerée à café de marmelade d'oranges
  - Une tranche de pain complet
  - Un fruit de saison
  - Une tasse de thé vert ou de tisane
- La lumière est votre alliée à cette heure de la journée. Laissez-la pénétrer par vos yeux jusqu'à votre cerveau, où elle retardera votre horloge biologique. Même en hiver, rentrez chez vous à pied en sortant du travail.
- Le week-end et pendant les vacances, sortez vous promener.
- Vous pouvez aussi faire du sport en extérieur : c'est l'heure idéale car la hausse de votre température corporelle ne fera que retarder l'heure à laquelle vous aurez sommeil.

VOTRE DÎNER

- En règle générale, privilégiez les protéines riches en tryptophane (voir chapitre 3, p. 79), et les glucides complets (voir p. 82).
- Mangez suffisamment léger pour ne pas avoir de problème de digestion dans la soirée, et assez copieux pour ne pas avoir faim lorsque vous vous mettrez au lit.
- Inspirez-vous des menus proposés dans le chapitre suivant (voir p. 165). Par exemple :
  - Une salade de betteraves
  - Une caille rôtie au four
  - Des petits pois cuisinés avec des cœurs de laitue braisés
  - Un yaourt nature

APRÈS LE DÎNER

- Votre problème, c'est que vous avez sommeil de bonne heure. Alors évitez les tisanes apaisantes juste après le repas et prenez-en une tasse juste avant de vous mettre au lit.
- Si vous possédez un appareil de luminothérapie, c'est le moment de vous en servir. Exposez-vous juste après le dîner (entre 20 et 21 heures), et restez-y pendant une demi-heure en réglant l'appareil sur au moins 5 000 lux (si possible 10 000).
- Si vous êtes un adepte du bain détente du soir, vous pouvez le prendre un peu plus chaud que les autres car toute hausse de votre température interne retardera votre endormissement.

DANS LA NUIT

- Si vous vous réveillez et que vous avez du mal à retrouver le sommeil, faites un court exercice que vous choisirez parmi ceux proposés p. 132.

UNE « JOURNÉE SOMMEIL » POUR LES COUCHE-TARD

Vous aimeriez bien vivre dans une société où l'on commence à travailler à midi. Hélas, ce n'est pas le cas ! Du coup, vous avez du mal à vous endormir le soir et surtout à vous lever le matin. Pour avancer votre horloge biologique, un planning adapté s'impose.

LE MATIN AU RÉVEIL

Les réveils en forme, vous ne connaissez pas. Sauf pendant les vacances, mais la rentrée sonne le glas de votre tonus matinal. Première bonne résolution à prendre : ne traînez pas au lit et levez-vous tout de suite. Même fatigué, cela vaudra mieux pour vous.

- **Votre premier geste :** avant de vous lever, étirez-vous dans votre lit comme un chat.
- **Ensuite,** buvez un verre d'eau à température ambiante, additionnée du jus d'un citron (un demi si vous n'aimez pas les saveurs acides). Cela aidera votre corps à éliminer les toxines qui se sont accumulées la veille et pendant la nuit.
- **Enfin,** choisissez un exercice tonifiant, parmi ceux proposés p. 124, pour vous aider à rentrer dans la journée d'un bon pied.

VOTRE PETIT-DÉJEUNER

- Choisissez un petit-déjeuner qui vous convient parmi ceux proposés dans le chapitre suivant (voir p. 162), par exemple :
  - Une boisson chaude (thé, café ou tisane) sans sucre
  - Un œuf à la coque
  - Une tranche de pain complet grillé et beurré, avec une demi-tranche de jambon blanc
  - Un fruit frais
- Si vous préférez choisir vous-même, n'oubliez pas d'y intégrer des protéines afin de vous offrir une matinée plus tonique (voir p. 79).

APRÈS LE PETIT-DÉJEUNER

- La lumière : voilà votre meilleure amie du matin. À cette heure, elle commencera à avancer votre horloge biologique.
- Même en hiver, prévoyez de passer au moins une demi-heure (si possible une heure) à l'extérieur.
- En semaine, allez au travail à pied. En week-end et pendant les vacances, programmez une longue promenade, faites une balade à vélo, voire une séance de sport en extérieur.
- Lorsque vous êtes au repos, il vous faudra faire l'effort de vous lever assez tôt puisque vous devez prendre la lumière avant 10 heures. Au début, ce sera peut-être difficile, mais peu à peu, vous vous endormirez plus tôt le soir et ce réveil matinal sera de moins en moins pénible.
- Si vous avez un appareil de luminothérapie chez vous, prévoyez une petite séance le matin, le plus tôt possible (avant 9 heures). L'idéal : une courte durée (15 minutes) à une puissance forte (10 000 lux).

PENDANT LA MATINÉE

- Si vous vous sentez un peu vaseux en cours de matinée, faites une courte pause et profitez-en pour pratiquer un exercice stimulant, que vous choisirez parmi ceux proposés dans le chapitre 5 (voir p. 124).
- Un complément alimentaire stimulant peut aussi vous aider : de la vitamine C naturelle, du ginseng ou de la gelée royale.

VOTRE DÉJEUNER

- Il suffit qu'il soit équilibré (avec une source de protéines, des légumes et des céréales complètes). Par exemple :
  - Une quiche aux poireaux
  - Une escalope de veau aux champignons de Paris
  - Un bol de tagliatelles complètes à l'huile de sésame
  - Un fruit frais
- Prenez le temps (20 minutes minimum) afin de rester en phase avec votre appétit.

APRÈS LE DÉJEUNER

- Ne craignez pas qu'une petite pause, à cette heure de la journée, risque de retarder votre endormissement. Au contraire. Vous en sortirez en forme, et vous serez plus actif dans l'après-midi.
- Contentez-vous de 20 à 30 minutes de détente, voire d'une mini-sieste (10 à 15 minutes).

DANS L'APRÈS-MIDI

- Suivez tranquillement votre rythme. C'est probablement à cette heure que vous vous sentez le plus en forme, alors profitez-en.
- Mais n'en faites pas trop pour ne pas accumuler de stress et de nervosité, ce qui perturberait votre endormissement.
- Prévoyez quand même une pause de 10 minutes toutes les 2 heures.

EN FIN D'APRÈS-MIDI

- Le goûter n'est pas indispensable pour vous. Il n'aidera pas votre horloge biologique à se recaler un peu plus tôt. Toutefois, si vous en avez l'habitude, ne vous en privez. Inspirez-vous de ceux proposés dans le chapitre suivant (voir p. 164). Par exemple :
  Une compote pomme/abricot maison
  Deux carrés de chocolat noir à 70 % de cacao
  Une tranche de pain complet
  Une tasse de thé vert ou de tisane
- Protégez-vous de la lumière de la fin de journée, car elle risque de retarder votre sommeil. Dès que vous êtes à l'extérieur, portez des lunettes de soleil même si le temps est gris.
- Si vous faites du sport, privilégiez les activités d'intérieur : salle de sport, gymnase, arts martiaux… Terminez avant 19 heures, afin que la hausse de votre température corporelle, provoquée par les efforts physiques, ne risque pas de perturber la nuit à venir.

VOTRE DÎNER

- En règle générale, privilégiez les protéines riches en tryptophane (voir chapitre 3, p. 79), et les glucides complets.
- Inspirez-vous des menus proposés dans le chapitre suivant (voir p. 165). Par exemple :
  - Une salade de laitue à l'huile d'olive et au citron
  - Un blanc de poulet en papillote avec des blancs de poireaux émincés
  - Un petit bol de couscous complet à l'huile d'olive
  - Un yaourt nature

APRÈS LE DÎNER

- Préparez-vous une tisane apaisante que vous prendrez juste après le dîner (voir p. 104). Vous en prendrez une autre au moment de vous mettre au lit.
- Évitez surtout les écrans : tablette, ordinateur, Smartphone… Au besoin, portez des lunettes qui filtrent la lumière bleue (c'est elle qui freine l'endormissement).
- Si vous prenez un bain aux huiles essentielles pour vous détendre, veillez à ce qu'il ne soit pas trop chaud (voir p. 120).
- Au moment de vous coucher, pratiquez un exercice de détente : une respiration antistress, une visualisation, un automassage… Vous avez le choix (voir p. 128).

DANS LA NUIT

- Si vous vous réveillez et que vous n'arrivez pas à retrouver le sommeil, faites un exercice de respiration pour vous aider à vous rendormir (voir p. 132).

CHAPITRE 8
20 MENUS SOMMEIL

Vous manquez d'inspiration pour mettre en pratique une bonne alimentation sommeil ? Voici quelques idées de menus pour le petit-déjeuner, le déjeuner, le goûter (éventuellement) et le dîner. À vous d'y piocher ce qui vous fait envie, puis d'alterner les plats et de trouver d'autres recettes…

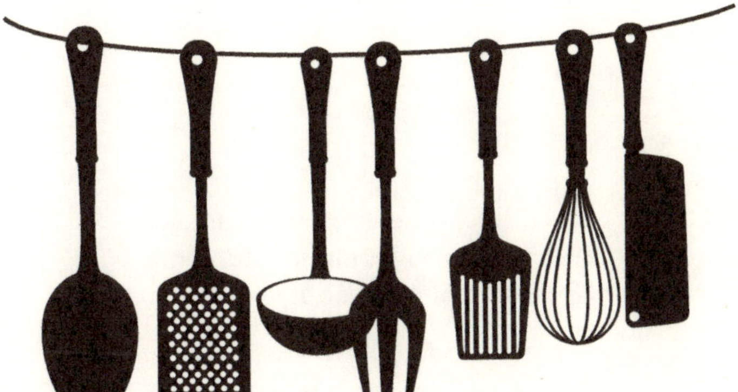

POUR LE PETIT-DÉJEUNER

Menu n° 1

- Une boisson chaude (thé, café ou tisane) sans sucre
- Deux œufs brouillés
- Une tranche de pain complet grillée et beurrée, avec une cuillerée à soupe d'œufs de saumon
- Un fruit frais

Menu n° 2

- Une boisson chaude (thé, café ou tisane) sans sucre
- Un œuf à la coque
- Une tranche de pain complet grillée et beurrée, avec une demi-tranche de jambon blanc
- Un fruit frais

Menu n° 3

- Une boisson chaude (thé, café ou tisane) sans sucre
- Une tranche de saumon fumé avec un jus de citron
- Une tranche de pain complet grillée et beurrée
- Un fruit frais

Menu n° 4

- Une boisson chaude (thé, café ou tisane) sans sucre
- 60 grammes de fromage (gouda, mimolette, comté…)
- Une tranche de pain complet grillée et beurrée
- Un fruit frais

Menu n° 5

- Une boisson chaude (thé, café ou tisane) sans sucre
- Un croque-monsieur maison
- Un fruit frais

POUR LE DÉJEUNER

Menu n° 1

- Une assiette de crudités variées en vinaigrette
- Un faux-filet de bœuf poêlé
- Des tomates au four
- Deux tranches de pain complet
- Un fruit frais

Menu n° 2

- Des carottes râpées en vinaigrette
- Des crevettes à la vapeur, avec une sauce à l'huile de noisette, sauce de soja et gingembre
- Une portion de quinoa cuisiné avec des légumes de saison
- Un fruit frais

Menu n° 3

- Un œuf cocotte aux épinards
- Des lentilles au chou
- Un bol de riz complet à l'huile d'olive
- Un fruit frais

Menu n° 4

- Une salade de pois chiches aux oignons
- Un dos de colin à l'unilatérale
- Une poêlée de courgettes et poivrons rouges
- Deux tranches de pain complet
- Un fruit frais

Menu n° 5

- Une quiche aux poireaux
- Une escalope de veau aux champignons de Paris
- Un bol de tagliatelles complètes à l'huile de sésame
- Un fruit frais

POUR LE GOÛTER

Menu n° 1

- Une poignée de noix, amandes et raisins secs
- Deux carrés de chocolat noir à 70 % de cacao
- Une tranche de pain complet
- Une tasse de thé vert ou de tisane

Menu n° 2

- Une pomme au four
- Deux carrés de chocolat noir à 70 % de cacao
- Une tranche de pain complet
- Une tasse de thé vert ou de tisane

Menu n° 3

- Un demi-avocat avec une cuillerée à café de marmelade d'oranges
- Une tranche de pain complet
- Un fruit de saison
- Une tasse de thé vert ou de tisane

Menu n° 4

- Une portion de taboulé aux fruits secs, édulcoré avec du sucre de fleur de coco
- Un fruit de saison
- Une tasse de thé vert ou de tisane

Menu n° 5

- Une compote pomme/abricot maison
- Deux carrés de chocolat noir à 70 % de cacao
- Une tranche de pain complet
- Une tasse de thé vert ou de tisane

POUR LE DÎNER

Menu n° 1

- Une salade de mâche aux anchois marinés
- Une assiette de quinoa au curry avec des pois chiches
- Un yaourt nature

Menu n° 2

- Une salade de laitue à l'huile d'olive et au citron
- Un blanc de poulet en papillote avec des blancs de poireaux émincés
- Un petit bol de couscous complet à l'huile d'olive
- Un yaourt nature

Menu n° 3

- Une salade de betteraves
- Une caille rôtie au four
- Des petits pois cuisinés avec des cœurs de laitue braisés
- Un yaourt nature

Menu n° 4

- Trois sardines à l'huile (en conserve)
- Un sauté de dinde
- Des carottes Vichy
- Deux tranches de pain complet
- Un yaourt nature

Menu n° 5

- Une salade de brocoli vapeur à l'huile de noix
- Un dos de saumon au four
- Des cœurs de sucrine poêlés avec des oignons
- Un petit bol de couscous complet à l'huile d'olive
- Un yaourt nature

CHAPITRE 9
15 RECETTES SOMMEIL

ANCHOIS MARINÉS À LA MARJOLAINE

Pour 2 personnes
Préparation : 5 minutes
Marinage : 2 heures
Pas de cuisson

INGRÉDIENTS

200 g de filets d'anchois frais ; 5 c. à s. d'huile d'olive ; 1 citron vert ; 1 goutte d'huile essentielle de marjolaine des jardins ; ¼ de c. à c. de marjolaine séchée ; sel et poivre.

PRÉPARATION

① Rincez les filets d'anchois sous l'eau claire, puis déposez-les côte à côte sur un papier absorbant.
② Pendant qu'ils sèchent, pressez le citron vert.
③ Dans le jus, versez la goutte d'huile essentielle de marjolaine et mélangez. Ajoutez l'huile d'olive, salez, poivrez et remuez vigoureusement avec une fourchette.
④ Dressez les filets dans un plat creux, puis arrosez-les avec la marinade. Saupoudrez avec les brins de marjolaine.
⑤ Laissez mariner au moins 2 heures au frais, en arrosant régulièrement avec la marinade.
⑥ Servez avec une salade de laitue et des tranches de pain complet grillées.

LE « TRUC » SOMMEIL

Des filets d'anchois et de l'huile d'olive pour un bon apport en oméga 3, de la marjolaine pour favoriser l'endormissement. Le tout complété par le pain complet et la laitue. Idéal pour le repas du soir.

SALADE D'OIGNON ROUGE AUX DATTES

Pour 2 personnes
Préparation : 10 minutes
Pas de cuisson

INGRÉDIENTS

1 gros oignon rouge (ou 2 petits) ; 8 dattes séchées ; 3 c. à s. d'huile de sésame ; 1 c. à s. de vinaigre de cidre ; 1 c. à s. de sauce de soja ; 1 pincée de noix de muscade râpée ; poivre.

PRÉPARATION

① Épluchez l'oignon, coupez-le en quartiers, puis tranchez chacun en lamelles.
② Dénoyautez les dattes, puis débitez-les en quartiers.
③ Dans le fond d'un saladier, versez le vinaigre de cidre, la sauce de soja, l'huile de sésame, la muscade et le poivre. Mélangez vigoureusement à la fourchette.
④ Ajoutez les dattes et les lamelles d'oignon rouge.
⑤ Remuez pour que les ingrédients s'imprègnent bien de la sauce. Laissez reposer à température ambiante pendant 15 minutes avant de déguster.

LE « TRUC » SOMMEIL

L'oignon apporte de la quercétine, un antioxydant à l'effet sédatif. Les dattes fournissent de bons glucides. La noix de muscade ajoute une touche apaisante.

CRÈME DE LAITUE À LA CHIFFONNADE DE SAUMON FUMÉ

Pour 2 personnes
Préparation : 10 minutes
Cuisson : 20 minutes

INGRÉDIENTS

2 courgettes (ou 1 grosse) ; ½ laitue ; 2 c. à s. de fromage frais (genre St Môret) ; 1 tranche de saumon fumé ; sel et poivre.

PRÉPARATION

① Rincez les courgettes, coupez les extrémités puis épluchez-les en laissant un lai de peau sur deux. Tranchez-les finement.

② Rincez la laitue (surtout n'éliminez pas les côtes), puis coupez grossièrement les feuilles en lanières.

③ Versez les légumes dans une casserole et couvrez d'eau (le liquide doit juste affleurer au-dessus). Salez légèrement et poivrez abondamment.

④ Faites cuire à petit feu pendant 20 minutes, jusqu'à ce que les légumes soient bien tendres.

⑤ Pendant ce temps, avec une paire de ciseaux, débitez le saumon fumé en très fines lamelles.

⑥ Versez le contenu de la casserole dans votre blender et ajoutez le fromage frais. Mixez pour obtenir une crème bien lisse.

⑦ Versez le potage dans deux grands bols et répartissez par-dessus la chiffonnade de saumon fumé.

⑧ Servez immédiatement, avec des croûtons de pain complet.

LE « TRUC » SOMMEIL

La laitue fournit du lactucarium, la courgette quelques glucides, le fromage blanc du tryptophane et le saumon fumé un peu d'oméga 3. Une entrée parfaite !

ESCALOPE DE DINDE À LA CRÈME D'ANCHOIS

Pour 2 personnes
Préparation : 10 minutes
Cuisson : 10 minutes

INGRÉDIENTS

2 escalopes de dinde (environ 300 g) ; 8 anchois au sel ; 3 c. à s. de crème liquide allégée ; 1 c. à s. d'huile de colza ; 1 pincée de marjolaine moulue ; poivre.

PRÉPARATION

① Rincez abondamment les filets d'anchois sous l'eau claire. Réservez.
② Taillez les escalopes en lanières avec une paire de ciseaux.
③ Faites chauffer l'huile dans une poêle à feu moyen, puis jetez-y les escalopes. Laissez dorer 7 à 8 minutes, en remuant régulièrement.
④ Pendant ce temps, mixez les filets d'anchois avec la crème jusqu'à obtenir une préparation bien lisse.
⑤ Lorsque les lamelles de dinde sont cuites, ajoutez la crème d'anchois dans la poêle, poivrez et intégrez la marjolaine. Laissez cuire encore 2 minutes en remuant.
⑥ Servez immédiatement, avec du riz complet ou du quinoa.

LE « TRUC » SOMMEIL

La dinde est très riche en tryptophane, ainsi que la crème. Les anchois apportent des oméga 3 et la marjolaine conclut le tout avec sa touche sédative.

BLANCS DE POULET À LA CONCASSÉE DE FRUITS SECS

Pour 2 personnes
Préparation : 10 minutes
Cuisson : 20 minutes

INGRÉDIENTS

2 blancs de poulet ; 4 abricots secs ; 2 figues sèches ; 1 poignée d'amandes émondées ; 1 c. à s. de miel liquide ; 1 c. à s. d'eau de fleur d'oranger ; 1 pincée de noix de muscade ; sel et poivre.

PRÉPARATION

① Préchauffer votre four à 200 °C (th. 6-7)
② Débitez les figues et les abricots en tout petits dés. Concassez grossièrement les amandes.
③ Versez le tout dans un bol, ajoutez le miel, la noix de muscade et la fleur d'oranger. Mélangez.
④ Incisez les blancs de poulet par le milieu de manière à former un espace dans lequel vous verserez la préparation à base de fruits secs.
⑤ Découpez deux grands carrés de papier de cuisson sulfurisé. Au centre de chacun, déposez un blanc de poulet farci. Salez, poivrez et refermez les papillotes.
⑥ Déposez-les dans un plat allant au four et enfournez. Laissez cuire 20 minutes environ (un peu plus ou un peu moins selon la grosseur des blancs).
⑦ Dégustez avec une salade verte et du pain complet grillé.

LE « TRUC » SOMMEIL

Abricots et figues fournissent de bons glucides, les amandes des oméga 3, le poulet du tryptophane. S'y ajoute l'effet apaisant de la fleur d'oranger et de la noix de muscade. Un vrai dîner complet.

CAILLES RÔTIES AUX LENTILLES

Pour 2 personnes
Préparation : 10 minutes
Cuisson : 30 minutes

INGRÉDIENTS

2 cailles ; 1 boîte de lentilles au naturel ; 1 oignon jaune ; 1 grosse poignée de feuilles de mélisse fraîches ; sel et poivre.

PRÉPARATION

① Préchauffez votre four à 180 °C (th. 6).
② Égouttez les lentilles. Rincez les feuilles de mélisse. Épluchez l'oignon et tranchez-le en lamelles.
③ Farcissez les cailles avec les feuilles de mélisse fraîches.
④ Dans un plat allant au four, versez d'abord les lentilles et mélangez-les avec les lamelles d'oignons. Puis déposez par-dessus les deux cailles farcies. Salez et poivrez.
⑤ Enfournez et laissez cuire 30 minutes. Les cailles doivent être dorées.
⑥ Si vous n'avez pas de mélisse fraîche, vous pouvez arroser le plat, en fin de cuisson, avec 1 c. à s. d'eau florale de mélisse.
⑦ Servez chaud.

LE « TRUC » SOMMEIL

La mélisse est connue pour son effet tranquillisant. S'y ajoute l'action des oignons (pour leur quercétine) et des lentilles (pour leurs glucides). Les cailles fournissent des acides aminés essentiels, dont du tryptophane.

Produits de la mer

MARMITE DE MOULES SAFRANÉES

Pour 2 personnes
Préparation : 15 minutes
Cuisson : 8 minutes

INGRÉDIENTS

1 litre de moules de bouchot ; 1 échalote ; 1 dose de filaments de safran ; 5 g de beurre ; 2 c. à s. de crème fraîche ; sel et poivre.

PRÉPARATION

① Rincez les moules et grattez-les.
② Versez-les dans un grand faitout et faites-les cuire à couvert pendant 5 minutes, jusqu'à ce qu'elles soient bien ouvertes.
③ Prélevez les moules avec une écumoire et réservez-les dans un saladier (éliminez celles qui ne se sont pas ouvertes).
④ Filtrez le jus de cuisson au chinois et réservez.
⑤ Faites fondre le beurre dans le faitout, puis jetez-y l'échalote émincée. Laissez dorer à petit feu 2 minutes, puis ajoutez le safran et un peu d'eau de cuisson des moules. Salez légèrement, poivrez généreusement et intégrez la crème fraîche. Remuez bien.
⑥ Retirez du feu et ajoutez les moules. Mélangez pour qu'elles se nappent de sauce et servez immédiatement.

LE « TRUC » SOMMEIL

Minéraux, oligo-éléments, acides aminés, vitamines, les moules fournissent tout cela en même temps. Le safran ajoute son effet apaisant et la crème fraîche son tryptophane.

CREVETTES AU BASILIC

Pour 2 personnes
Préparation : 5 minutes
Cuisson : 12 minutes

INGRÉDIENTS

10 grosses queues de crevettes surgelées crues ; ½ citron ; 10 branches de basilic frais ; 1 gousse d'ail ; 2 c. à s. d'huile d'olive ; sel et poivre.

PRÉPARATION

① Faites cuire les queues de crevette à la vapeur, sans les décongeler, pendant 10 minutes.

② Pendant ce temps, épluchez l'ail, coupez la gousse en deux afin d'éliminer le germe central, puis réduisez-la en purée avec un presse-ail.

③ Prélevez les feuilles du basilic, rincez-les et ciselez-les très grossièrement.

④ Pressez le citron et réservez le jus.

⑤ Faites chauffer l'huile d'olive dans une grande poêle, jetez-y la purée d'ail, laissez dorer 1 minute en remuant, puis ajoutez le basilic et le jus de citron. Salez, poivrez et mélangez.

⑥ Dès que les crevettes sont cuites, arrangez-les dans un plat creux et arrosez-les avec la sauce. Servez immédiatement avec de la graine de couscous complet à l'huile d'olive.

LE « TRUC » SOMMEIL

Des bonnes protéines dans les crevettes, de bons acides gras dans l'huile d'olive, et l'effet apaisant du basilic. Voilà un trio gagnant !

Produits de la mer

SARDINES VAPEUR À LA SAUCE VERTE

Pour 2 personnes
Préparation : 5 minutes
Cuisson : 10 minutes

INGRÉDIENTS

8 belles sardines ; 1 yaourt nature ; ½ citron ; 5 branches de persil ; 5 branches de cerfeuil ; 5 branches de coriandre ; ½ c. à c. de cumin moulu ; 1 c. à s. d'huile d'olive ; sel et poivre.

PRÉPARATION

① Rincez les sardines et videz-les (ou, mieux encore, faites-les vider par votre poissonnier !).

② Arrangez-les dans le panier d'un cuiseur vapeur et faites-les cuire 10 minutes environ (un peu plus ou un peu moins selon leur taille).

③ Pendant ce temps, prélevez les feuilles des herbes et rincez-les. Mettez-les dans le bol de votre mixeur avec le yaourt, le cumin, l'huile d'olive et le jus du citron. Salez, poivrez et mixez pour obtenir une sauce verte.

④ Lorsque les sardines sont cuites, arrangez-les dans deux assiettes individuelles et nappez-les de sauce.

⑤ Vous pouvez les servir immédiatement, ou les laisser reposer à température ambiante pour les déguster tièdes.

LE « TRUC » SOMMEIL

Comme les anchois, les sardines fournissent à la fois des oméga 3 et des acides aminés indispensables au sommeil. Les herbes, le cumin et le yaourt donnent un coup de pouce supplémentaire à ce plat ami de vos nuits.

PURÉE DE CAROTTES AUX NOIX

Pour 2 personnes
Préparation : 10 minutes
Cuisson : 20 minutes

Légumes et céréales

INGRÉDIENTS

400 g de carottes ; 1 c. à s. de fromage frais (genre St Môret) ; 1 pincée de noix de muscade ; 2 c. à s. de cerneaux de noix brisés ; 1 c. à s. d'huile de noix ; sel et poivre.

PRÉPARATION

① Épluchez les carottes et coupez-les en rondelles. Faites-les cuire à la vapeur jusqu'à ce qu'elles soient très tendres (une vingtaine de minutes).

② Versez-les ensuite dans le bol de votre mixeur. Ajoutez le fromage frais, l'huile de noix et la noix de muscade.

③ Salez, poivrez et mixez jusqu'à obtenir une purée bien lisse.

④ Répartissez dans deux assiettes individuelles et garnissez avec les cerneaux de noix brisés.

⑤ Servez immédiatement, avec une viande ou un poisson.

LE « TRUC » SOMMEIL

Les carottes favorisent le sommeil grâce à leurs bons glucides. L'huile de noix et les noix ajoutent leurs oméga 3, le fromage frais son tryptophane et la noix de muscade son action apaisante.

COUSCOUS PARFUMÉ AUX POIS CHICHES

Pour 2 personnes
Préparation : 10 minutes
Cuisson : 20 minutes

INGRÉDIENTS

1 bol de graine de couscous complet ; 1 petite boîte de pois chiches au naturel ; ½ c. à s. de cumin moulu ; 4 c. à s. d'huile d'olive ; 1 goutte d'huile essentielle de basilic exotique ; 1 pincée de piment de Cayenne moulu ; sel et poivre.

PRÉPARATION

① Versez l'huile d'olive dans un bol et ajoutez l'huile essentielle de basilic. Fouettez vigoureusement avec une fourchette. Ajoutez le cumin, le piment de Cayenne, le sel et le poivre. Battez à nouveau.

② Égouttez les pois chiches.

③ Versez le couscous dans un saladier et arrosez-le avec l'huile parfumée. Mélangez à la fourchette, puis ajoutez un demi-verre d'eau chaude. Remuez à nouveau et laissez gonfler 5 minutes.

④ Arrangez les pois chiches dans le fond du panier d'un cuiseur vapeur, puis posez par-dessus le couscous parfumé.

⑤ Faites cuire à la vapeur pendant une vingtaine de minutes, en remuant de temps en temps pour bien mêler la graine et les pois chiches.

⑥ Servez immédiatement, en accompagnement d'une viande, d'un poisson, ou simplement d'un plat de légumes.

LE «TRUC» SOMMEIL

Ce plat permet de faire le plein de glucides pour la nuit. L'huile d'olive fournit des oméga 3. Le cumin et l'huile essentielle de basilic ajoutent leur touche apaisante.

PÂTES À LA CRÈME ROSE

Pour 2 personnes
Préparation : 10 minutes
Cuisson : 10 minutes

INGRÉDIENTS

1 betterave cuite ; 200 g de spaghettis complets ; 1 yaourt nature ; 2 c. à s. de crème fraîche allégée ; ½ c. à s. de graines de pavot ; 1 orange bio ; sel et poivre.

PRÉPARATION

① Faites chauffer de l'eau salée dans un grand faitout. Dès qu'elle bout, jetez-y les pâtes et laissez-les cuire une dizaine de minutes (préférez-les *al dente*).

② Pendant ce temps, épluchez la betterave et coupez-la en dés. Versez dans le bol de votre blender, ainsi que le yaourt et la crème fraîche.

③ Rincez l'orange et prélevez environ 1 c. à s. de zeste râpé. Ajoutez dans le blender. Salez et poivrez. Mixez jusqu'à obtenir une crème très lisse.

④ Dès que les pâtes sont cuites, égouttez-les rapidement puis versez-les dans un plat creux. Ajoutez la crème rose et mélangez.

⑤ Saupoudrez avec les graines de pavot et servez immédiatement.

LE « TRUC » SOMMEIL

Vous pouvez faire confiance aux graines de pavot et au zeste d'orange pour vous procurer la détente nécessaire au sommeil. Ajoutez à cela les glucides des pâtes et de la betterave, le tryptophane du yaourt et de la crème fraîche, et vous autre un ticket gagnant pour une nuit sereine.

Desserts

POMMES AU FOUR À LA LAVANDE

Pour 2 personnes
Préparation : 10 minutes
Cuisson : 20 minutes

INGRÉDIENTS

2 pommes bio à chair ferme ; 2 c. à s. d'amandes en poudre ; 2 c. à s. de sucre de fleur de coco ; 2 c. à s. d'eau florale de lavande.

PRÉPARATION

① Préchauffez votre four à 200 °C (th. 6-7).

② Rincez les pommes. Éliminez le pédoncule et les pépins en passant par le haut et en creusant un petit espace (essayez de ne pas déchirer la base des pommes).

③ Dans un bol, versez 1 cuillerée d'amande en poudre et 1 cuillerée de sucre de fleur de coco. Mélangez. Remplissez le cœur des pommes avec cette préparation et enfournez. Laissez cuire une vingtaine de minutes, jusqu'à ce que les pommes soient bien dorées.

④ Au dernier moment, versez dans une casserole l'eau florale de lavande, ainsi que le reste du sucre et de la poudre d'amandes. Faites tiédir à tout petit feu pour obtenir un jus parfumé.

⑤ Lorsque les pommes sont cuites, dressez-les sur deux assiettes individuelles et arrosez-les avec le jus à la lavande. Servez immédiatement.

LE « TRUC » SOMMEIL

La pomme cumule les effets pro-sommeil, grâce à sa quercétine, ses glucides, ses fibres très rassasiantes et ses minéraux. La lavande ajoute une petite pointe de détente bienvenue. Un dessert idéal pour le dîner.

YAOURT SURPRISE

Pour 2 personnes
Préparation : 10 minutes
Pas de cuisson

INGRÉDIENTS

2 yaourts nature ; 2 c. à s. de sirop d'agave ; 1 c. à s. de cerneaux de noix brisés ; ½ banane pas trop mûre ; 1 c. à s. de cranberries séchées ; 1 c. à s. d'eau florale de basilic.

PRÉPARATION

① Versez l'eau florale et le sirop d'agave dans un petit bol et ajoutez les cranberries. Mélangez et laissez reposer 10 minutes.

② Pendant ce temps, épluchez la banane et coupez-la en petits dés.

③ Dans une jatte, versez les yaourts et les bananes. Ajoutez la préparation à base de sirop d'agave et mélangez.

④ Répartissez dans deux bols individuels et parsemez avec les cerneaux de noix brisés.

⑤ Conservez au frais jusqu'au moment de servir.

LE « TRUC » SOMMEIL

Ce dessert cumule les aliments favorables au sommeil. Les yaourts fournissent du tryptophane, la banane des bons glucides, les noix des oméga 3… Plus l'effet apaisant du basilic.

MOUSSE À LA VERVEINE

Pour 2 personnes
Préparation : 10 minutes
Repos : 1 heure
Pas de cuisson

INGRÉDIENTS

2 petits-suisses ; 2 blancs d'œufs ; 3 c. à s. de sucre de fleur de coco ; 1 goutte d'huile essentielle de verveine citronnée.

PRÉPARATION

① Versez les petits-suisses dans un bol, ajoutez le sucre de fleur de coco et l'huile essentielle de verveine. Battez à la fourchette pour bien mêler tous les ingrédients.

② Montez les blancs d'œufs en neige très ferme. Mélangez-les délicatement avec la préparation parfumée à la verveine, à l'aide d'une spatule afin de ne pas les « casser ».

③ Répartissez dans deux récipients individuels et rangez au réfrigérateur pendant au moins 1 heure avant de servir.

④ Dégustez avec une salade de clémentines ou d'oranges.

LE « TRUC » SOMMEIL

Du tryptophane dans les petits-suisses, et surtout l'effet apaisant de l'huile essentielle de verveine. Voilà un cocktail parfait pour un dîner parfumé et relaxant.

CONCLUSION

« Oui, allons dormir. Le sommeil a les avantages de la mort, sans son petit inconvénient. » Sous la plume d'Albert Cohen*, ces mots titillent notre besoin périodique d'oubli, comme si cette dissolution provisoire dans l'inconscience étant nécessaire à notre équilibre psychique. D'une certaine manière, ce génial auteur a raison. Dans les moments de déprime, de chagrin, de tristesse, ceux qui parviennent encore à plonger dans le sommeil sont privilégiés. Même si au matin ils retrouvent leurs soucis ou leur tristesse, ils ont pu reposer un peu leur psychisme bousculé par les vagues de la vie. Les autres, ceux que l'insomnie ne lâche pas, n'ont pas cette chance. Alors ils s'enfoncent un peu plus chaque jour...

Le repos physique n'est pas en reste. Sans sommeil, la fatigue s'accumule. Nous en avons tous fait l'expérience, à un moment de notre vie. Ce n'est pas une raison pour subir les problèmes de sommeil comme une fatalité. Vous avez vu, au fil des pages, qu'il existe de nombreux gestes capables d'améliorer la qualité de vos nuits. Mais aucun n'aura l'effet « magique » d'un médicament somnifère. Et c'est tant mieux. Car si vous prenez la peine d'adopter une meilleure hygiène de vie, vous en tirerez un plus grand bénéfice à long terme. Et celui-ci sera durable. Ce sera un peu plus long, certes, mais le sommeil ainsi retrouvé sera vraiment reposant et stimulant. Un vrai sommeil naturel, capable de laver votre psychisme de vos soucis et votre corps de sa fatigue.

Alors faites l'effort du tout premier pas. C'est lui qui compte. L'amélioration progressive que vous ne tarderez pas à ressentir vous donnera envie de poursuivre le chemin. Il ne nous reste plus qu'à vous souhaiter... bonne nuit !

---

* Dans *le livre de ma mère*, paru aux Editions Gallimard Folio en 1974.

POUR ALLER PLUS LOIN…

Ces quelques sites Internet, spécialisés dans l'information sur le sommeil, ses problèmes et leurs solutions, vous permettront de poursuivre votre chemin vers des nuits de qualité.

- **www.institut-sommeil-vigilance.org**
  C'est le site de l'Institut national du sommeil et de la vigilance, qui réalise de grandes enquêtes sur le sujet et donne les adresses des centres du sommeil partout en France.

- **www.reseau-morphee.fr**
  Ce site est publié par un réseau de santé consacré à la prise en charge des problèmes de sommeil. Pour tout comprendre sur le sujet.

- **www.sommeil.org**
  Un site grand public qui fournit des informations très accessibles sur le sommeil, et les solutions pour l'améliorer à tous les âges

- **www.sommeilsante.asso.fr**
  Ce site, tenu à la fois par des patients et des professionnels de santé, propose des tests et des explications sur le sommeil et ses problèmes.

- **www.sfrms-sommeil.org**
  Le site de la Société française de recherche et de médecine du sommeil regroupe chercheurs, médecins et professionnels de santé. Pour tout savoir sur les études récentes et les avancées de la médecine.

- **www.bienchoisirsaliterie.com**
  Un site de conseils pour ne pas vous tromper si vous décidez de changer de sommier ou de matelas.

- **www.philips.fr/c-m-li/luminotherapie**
  Le site d'information du principal fabricant d'appareils de luminothérapie à utiliser chez soi.

- **www.bio-optik.fr**
  Le site d'un fabricant qui propose des lunettes anti-lumière bleue agréées par le corps médical.

- **www.herboristerie.com**
  Un des grands sites d'herboristerie qui propose des plantes de qualité et les livre dans toute la France.

TABLE DES MATIÈRES

TÉLÉCHARGEZ :

Votre carnet de sommeil

Rendez-vous vite sur la page :

http://blog.editionsleduc.com/bien-dormir.html

ou scannez ce code

Pour scanner le QR code avec votre téléphone ou votre tablette, téléchargez sur votre magasin d'applications mobiles (App Store, Android market, etc.) une application permettant de lire les QR codes. Lancez l'application et visez le QR code avec l'appareil photo de votre téléphone mobile. L'application reconnaît automatiquement le QR code et vous permet de voir son contenu sur votre écran.

Vous pouvez également accéder au contenu via le lien indiqué, il vous suffira pour cela de taper ce lien directement dans la barre de recherche de votre navigateur Internet.

Achevé d'imprimer en France
par CPI Bussière
à Saint-Amand-Montrond (18)
Dépôt légal : mars 2016
N° d'impression : 2033470